Editorial ELA
Andrés Mellado, 42. 28015 Madrid. España
Tel: 91 5434781
www.libreriaargentina.com

MAQUETACIÓN: Equipo ELA

DISEÑO DE PORTADA: Equipo ELA

ISBN Nº 978-84-9950-129-1

DEPOSITO LEGAL: M-22789-2014

Impreso en España

El Botiquín de Farmacopea casera

Las Plantas medicinales más eficaces

Sebastián Kneipp

Naturista y propulsor de la Hidroterapia

Editorial ELA

www.libreriaargentina.com

Índice

Generalidades. Clasificación

Entre las cosas que más aborrezco en este mundo, figura en primera línea, el comercio con específicos ó medicinas, que constituyen un secreto impenetrable para todos los que no sean sus inventores. Y he aquí un reproche que nadie podrá hacerme, puesto que en esta obra (segunda parte de mi Método de Hidroterapia) abro, de par en par, las puertas de mi farmacia para que todo el mundo pueda penetrar en ella, probar todos sus brebajes y examinar hasta el último y más recóndito de sus rincones[1].

Los estantes de una farmacia encierran un capital en drogas y medicina, pero la mía no contiene rarezas y esto que para muchos puede ser causa de menosprecio constituye una de sus mayores ventajas y su recomendación más valiosa.

Casi todos mis extractos, infusiones, aceites y polvos provienen de hierbas medicinales tan estimadas antes, como despreciadas ahora, que la divina Providencia hace crecer en los campos, jardines ó alrededor de nuestras viviendas, en tal abundancia que, en su mayor parte, están al alcance de todo el mundo.

Mi trabajo se dirige muy principalmente a los pobres, por amor a los cuales he emprendido esta penosa tarea, metiéndome en oficio ajeno, aunque del Señor de las misericordias espero la recompensa. Por ellos y para ellos he buscado con afán a estos antiguos bienhechores de la humanidad, sin cuidarme de darles otros sustitutos. Durante muchos años me he consagrado a examinar y probar, a secar y moler plantas, a cocer y gustar los cocimientos. No hay planta ni polvo que yo mismo no haya ensayado hasta poder acreditar sus efectos. Lo que ahora importa y yo deseo, es que estos antiguos amigos del hombre vuelvan a recobrar el puesto que indebidamente perdieron, al menos entre aquellos que pueden sacar mayor provecho de tan sencillos medicamentos.

Mucho he meditado y reflexionado antes de resolverme a dar entrada en mi clínica hidroterápica, suficiente por si sola para combatir toda clase de dolencias, a este botiquín destinado a servir de auxiliar, obrando por dentro, a las prácticas de

1. *Únicamente he guardado el secreto de la preparación del aceite purgante, destinado exclusivamente para su uso externo, a fin de evitar abusos. Pero debe advertir que aun cuando la diese a conocer, el público no sacaría provecho alguno de mi revelación, toda vez que las Boticas no la despacharían sin la presentación de la receta autorizada por un facultativo; que yo mismo no puedo expedir, por no ser médico ni boticario.*

mi sistema. Alguien podría creer que esto envuelve desconfianza en la virtud curativa de dichas prácticas, pero no hay tal cosa. Lo que principalmente me ha decidido a redactar esta farmacopea, es el deseo de facilitar la curación a aquellos pacientes que sienten aversión irresistible al agua y no tienen valor para someterse a un largo tratamiento hidroterápico; los remedios que ofrezco en la siguiente obra permiten reducir y abreviar las aborrecidas prácticas, ayudando la acción externa del agua con la medicación interna.

Una ligera hojeada sobre mi pequeña farmacopea dará desde luego a conocer que, lo mismo que con los tratamientos hidroterápicos, persigo con la aplicación de estos medicamentos internos tres principales fines: disolver las sustancias morbosas que se hayan podido introducir en el organismo, segregarlas ó eliminarlas y por último, fortalecer la naturaleza. Como se ve ambos procedimientos se completan y obran de común acuerdo.

Pero también debo inculcar aquí el principio que sirve de base fundamental a todo mi sistema: "el tratamiento mas suave, lo mismo interno que externo, es el mejor". Estará en un grave error quien crea que con muchas prácticas y medicinas ó con un tratamiento severo se logran mejores resultados[2].

He seguido el principio invariable de eliminar de mi pequeña farmacopea las plantas que producen dudosos resultados, como el malvavisco, el regaliz, etc.; las que pueden perjudicar el organismo, el estómago sobre todo, como las hojas de sen, el lúpulo, etc., y en absoluto las plantas venenosas[3].

¡Qué bueno es Dios!, ¡No puedo reprimir esta exclamación que me sale del alma! No satisfecho con hacer producir a la tierra cuanto es necesario para la conservación de la vida,

2. Muchos enfermos lo creen así. Conocí a un medico que era muy parco en recetar y se quejaba de la necedad de muchos pacientes que le importunaban, pidiéndole a cada momento nuevas medicinas. En una ocasión le oí decir que "cuando alguno le asediaba con peticiones imprudentes de esa clase, le recetaba píldoras de pan con alguna mezcla indiferente, que les comunicase olor a botica". De ordinario las inofensivas píldoras curaban radicalmente la imaginaria dolencia y pasaban por el mejor específico del mundo.

3. Creo oportuno decir aquí dos palabras acerca de los dulces y golosinas que se propinan a los enfermos. Cuando son hombres los que abusan de tan nocivas sustancias no puedo reprimir el enojo que me causa su imprudencia y si se trata de niños les compadezco, a la vez que repruebo la torpeza y poca vigilancia de sus padres. Juzgo delito imperdonable propinar semejantes cosas a los enfermos. En general, repruebo el uso de toda clase de golosinas, sea cualquiera su nombre y la fama de que gocen, su procedencia y destino; lo mismo si se aplican para curar catarros y toses, que los males del estómago, lo posible y lo imposible. Lo que seguramente hacen es estropear el estómago y acarrear otros males. Kneipp. Método de hidroterapia.

con darnos el pan de cada día, Él que en su infinita sabiduría lo ha creado todo con orden, peso y medida, hace brotar de la misma tierra con paternal cariño, innumerables hierbitas que sirven para aliviar nuestros males, mitigar nuestros dolores y devolver al cuerpo la salud perdida.

¡Qué bueno es Dios!, ¡Si todos comprendiesen esto! ¡Busquemos con ahínco la hierbita que se nos da a conocer por el dulce aroma que despide el hermoso cáliz con que el divino Hacedor la ha adornado y demos honor y alabanza al amoroso Padre que esta en los cielos!

Nuestra farmacopea casera comprende cuatro secciones principales y varias secundarias.

Las primeras son:

1.Tinturas,

2. Infusiones,

3. Polvos,

4. Aceites.

Las secciones secundarias abrazan todos los objetos no incluidos en las cuatro anteriores, incluso los trapos ó vendajes de hilo y de algodón usados para envolturas, etc.

Las tinturas, infusiones y aceites se guardarán en vasos ó frascos, las hierbas secas y los polvos en cajas de papel ó de madera. Estas deben ser, en lo posible, de forma ovoide y semejantes, aunque de diferentes tamaños, a fin de que se puedan colocar ordenadamente. El orden produce en este caso una impresión agradable y da cierta importancia a la farmacopea casera. Esta debe colocarse en sitio fresco, sin humedad, para que los objetos no se cubran de moho y en un punto céntrico de la casa. Cada cajita ó frasco llevará en una etiqueta expresado el contenido en forma clara y bien legible, colocándose aquellos ordenadamente en estantes, por orden alfabético de materias; en primer lugar los que contengan objetos cuyo nombre empiece con a y en último término aquellos cuyos nombres empiecen con z. Ante todo debe procurarse que reine el orden más perfecto en la farmacopea, para que incluso las personas extrañas puedan encontrar en ella, al primer golpe de vista, lo que busquen.

En segundo lugar debe imperar allí una gran limpieza, de modo que ni una mota de polvo manche las cajas y frascos y que los líquidos no goteen por los bordes de las vasijas. No hay nada que deshonre más una casa que la falta de limpieza y ésta se nota muy particularmente en dos lugares, que son la pauta y norma para juzgar acerca de toda la economía doméstica; si dichos puntos están en orden todo marcha bien en la casa; si sucede lo contrario sus moradores deben tener en poca estima el método y la limpieza. Esos dos lugares se llaman: "botiquín casero y retrete".

El mejor medio de mantener ordenado el primero es encomendar su custodia y conservación a una persona inteligente de la familia, que responda del buen cumplimiento de su cometido y considere esto como punto de honor y delicadeza. Si desempeña bien su obligación hará un gran beneficio a toda la familia, por lo que bien puede aplicársele aquel dicho del divino Salvador: "lo que hagáis al más pequeño de mis hermanos, conmigo lo hacéis".

Al final de esta segunda parte, se da un resumen de los objetos que pueden figurar en la lista de artículos de la farmacopea doméstica y al tratar cada uno se indica la forma en que debe emplearse, si como extracto, polvos, infusión, etc. He excluido todo lo innecesario, dejando que la experiencia determine si conviene añadir algún otro remedio casero.

Veamos ahora el modo de preparar las tinturas, infusiones y polvos.

Tinturas ó extractos

Varios son los procedimientos que pueden seguirse para extraer de una planta los jugos saludables que encierra; pero la forma que más ventajas ofrece es el extracto. Este se obtiene de la manera siguiente: Se escogen las mejores hierbas, semillas, bayas, etc., de que se quiera obtener el extracto, cuidando que estén bien maduras y sanas. Se secan sobre una tabla al aire libre, pero puestas a la sombra, de modo que no las hieran los rayos solares. Una vez secas se vuelve a hacer una nueva selección a fin de retirar lo que parezca inútil.

Acto continuo se cortan en pedazos muy menudos y se meten en una botella, que se llena de aguardiente legítimo de grano, ó en su defecto de aguardiente de frutas y a falta de ambos de alcohol de buena calidad, se cierra herméticamente y se coloca por algún tiempo en un lugar templado[4]. Algunas

4. Todas tas hierbas, semillas etc., empleadas para la obtención de extractos se pueden macerar también en vino, según se dirá en su momento y este vino debe usarse inmediatamente, no pudiendo conservarse ningún tiempo.

se pueden conservar así más de un año, transvasando entonces el líquido, que está perfectamente saturado del jugo de la planta; pero en caso de necesidad, puede usarse algunos días después de hecha la infusión.

Las tinturas se toman en gotas, a no ser que se prescriba tomar una cucharada de café ó de comer.

Infusiones

Siempre que, con tiempo seco, salgas al campo, ya para dedicarte a las faenas agrícolas, para enterarte del estado de los sembrados ó por otra causa, recoge alguna de las hierbas medicinales que encuentres al paso. Da siempre la preferencia a las plantas que crecen en terreno seco y bien soleado y cogidas en la época de la flor, te prestarán mejores servicios en tus dolencias. Muchas de estas preciosas hierbas crecen en los jardines ó huertos y hasta los niños pueden encargarse de recogerlas, con lo que a la vez que te ahorras trabajo y tiempo, proporcionarás un rato de placer a tus pequeñuelos. Las plantas medicinales deben renovarse todos los años, inutilizándose las antiguas.

No hay madre de familia que no sepa preparar una infusión de plantas medicinales. Para una taza se toma la cantidad de la hierba preparada que pueda cogerse con tres dedos, se echa en la vasija, se vierte sobre ella agua hirviendo y se deja cocer algunos minutos, al cabo de los cuales puede usarse la infusión.

El cocimiento preparado de esta manera tiene un gusto agradable con el aroma peculiar de cada planta, pero no tiene toda la fuerza que se le puede dar.

Esta última cualidad se obtiene dejando cocer más tiempo la planta, hasta que haya depositado en el agua todo su jugo.

Al hacer la descripción de cada enfermedad se indica la manera de tomar las infusiones y la cantidad que ha de emplearse.

Polvos

Se obtienen machacando en un mortero las raíces, hojas, semillas ó bayas secas de las plantas medicinales.

Hay enfermos que toman con más facilidad los polvos que las infusiones; porque mezclados con los alimentos, a manera de especias, ó con la bebida, no se dan cuenta de lo que han tomado.

Cuídese de tener bien cerradas las vasijas en que se guarden los polvos.

Aceites

Al tratar de las respectivas enfermedades se darán las instrucciones oportunas para la preparación de los aceites que no deban comprarse en la Botica. Especialísimo cuidado debe ponerse en la limpieza y conservación de los aceites medicinales.

Medicamentos

Doy a continuación, por orden alfabético una nota especificativa de los medicamentos y preparaciones medicinales de las que yo hago uso.

Aceite común

Por este nombre entendemos toda clase de aceite que se emplee en la preparación de los alimentos, especialmente de las ensaladas. El mejor y más puro es el de oliva. Conviene recordar a este propósito lo que decimos tocante al de almendras; cuando no se tiene a mano éste le sustituye el de oliva y si el primero escasea pueden mezclarse.

Cuando menos entiéndase por aceite común, para los usos de este Método, el aceite de colza puro ó el de la Provenza.

El uso o la forma de su empleo es la misma que la del aceite de almendras.

Aceite de almendras

El aceite de almendras dulces es uno de los principales remedios caseros. En varías dolencias ejerce una acción muy benéfica, tanto al interior como al exterior, obrando como refrescante, disolvente y calmante.

Resuelve las mucosidades que se forman en la faringe y en el estómago, por lo que, en este último caso, facilita la digestión y devuelve el apetito.

Obra como refrescante en las inflamaciones, particularmente de los pulmones. El que las padece debe tomar diariamente de tres a cuatro veces una cucharada pequeña de aceite de almendras.

La principal de sus aplicaciones externas es en los males de los oídos; así en el zumbido de oídos, dolores y espasmos de los mismos, y en las emanaciones de este órgano, es el mejor calmante y resolvente que se conoce. Al efecto se vierten de seis a ocho gotas en el órgano paciente y se tapa con algodón.

El que tenga algún padecimiento de oídos, motivado por enfriamiento, corrientes de aire ó afecciones reumáticas, viértase cada día en un oído, alternando, de 7 a 8 gotas, teniendo cuidado de taparle siempre del modo dicho. Al cabo de algunos días de tratamiento, se lavará la parte interior del oído con agua tibia y se conocerá el resultado. Más seguro es éste, si el paciente hace que otra persona inteligente, le lave el órgano en cuestión con una jeringuilla.

Las hinchazones que van acompañadas de gran irritación se corrigen frotándolas suavemente con aceite de almendras; el cual mitiga los dolores y apaga el ardor de la irritación. Con el mismo procedimiento se corrigen las grietas que sufre muy especialmente la gente del campo, así como toda clase de heridas que se originen del andar a caballo, estar sentado, etc., en cualquier parte del cuerpo que se presenten.

El aceite común suple al de almendras, cuando no es posible procurarse el segundo.

Aceite de espliego

Este aceite se encuentra en todas las farmacias, pero nunca debe faltar en el botiquín de una casa. Si diariamente tornas dos gotas diluidas en azúcar y repartidas para dos veces, harás mejor la digestión y se te abrirá el apetito.

El mismo es remedio excelente contra los flatos, los dolores de cabeza causados por gases y el disgusto en el estómago.

En los padecimientos del espíritu lo he empleado muchas veces con buen éxito; por lo que creo poder afirmar que, en no pocos casos, la curación de los enajenados está en relación íntima con la influencia ó la acción que los gases ejercen sobre el cerebro y que por consecuencia, no se presta la debida atención al influjo que estos gases pueden ejercer sobre los enfermos. Todo el que haya padecido de flatos conoce los estragos que ocasionan y las horribles tempestades que levantan en el cuerpo.

En la falta de apetito, congestiones, mareos y toda clase de padecimientos de cabeza, obsérvese la prescripción antes dicha.

Aceite de hígado de bacalao

Un médico militar inteligente me hizo observar en una ocasión “que se cometen grandes abusos con el aceite de hígado de bacalao; porque si no es de buena calidad puede producir fatales resultados. En algunas islas suele corregir las afecciones escrofulosas; pero, por regla general, debe desecharse".

Nadie esta obligado a seguir este consejo; pero yo debo advertir que jamás hago uso de él. No tiene aplicaciones medicinales y sus cualidades nutritivas se pueden fácilmente sustituir con otras sustancias, que no ofrecen sus graves inconvenientes y presentan en cambio mayores ventajas.

Aceite purgante

En ocasiones se acumulan, en el cuerpo, tales cantidades de sustancias nocivas ó morbosas que cuesta no poco trabajo disolverlas y eliminarlas, no tanto porque el método hidroterápico no ofrezca tratamientos adecuados al efecto y bastante eficaces, como por la dificultad de encontrar pacientes que se sometan gustosos a las prácticas que para semejantes casos se prescriben. Esto me ha obligado a estudiar otros medios con que ayudar a las naturalezas débiles en tales desarreglos.

Después de profundas meditaciones se me ocurrió, que muchos padecimientos interiores desaparecerán tan pronto como se promoviese una erupción externa. Este hecho me hizo suponer que produciendo, por medios artificiales, esa erupción exterior ayudaría a la naturaleza a eliminar las sustancias morbosas ocultas en el interior del cuerpo, atrayéndolas hacia la epidermis donde las aplicaciones hidroterápicas se encargarían de operar la última limpieza[5].

Al cabo de repetidos ensayos encontré un aceite que hace estas operaciones, a veces con resultados verdaderamente notables. Según queda dicho, no es indispensable para curar esta clase de dolencias, para las que la hidroterapia tiene remedios excelentes; pero facilita sobre manera la resolución y eliminación de dichas sustancias. El aceite está destinado exclusivamente al uso externo y sólo debe emplearse cuando se quiera facilitar la secreción de las impurezas ó sustancias morbosas. Aunque de suyo inofensivo, su acción es enérgica y limpia hasta los rincones mas recónditos del organismo. Nada se le resiste y hace salir a la superficie cuantos elementos dañinos hay en el cuerpo, a consecuencia de lo cual un caba-

5. Según es notorio, la presencia de erupciones se considera como señal del buen resultado que producen los tratamientos hidroterápicos.

llero, a quien prestó inapreciables servicios, le dio el nombre de "aceite diabólico", con el que muchos le designan en Alemania. Con ejemplos prácticos voy a exponer la manera de emplearlo.

Si alguien tiene un padecimiento en la vista; sus ojos están irritados y la claridad le molesta sobre manera; le destilan constantemente y siente en ellos fuertes dolores; frótese suavemente detrás de las orejas hasta el cuello ó parte posterior de la cabeza, a fin de desarrollar calor y viértanse luego con cuidado tres ó cuatro gotas del aceite en la parte frotada. Al cabo de media hora empieza a sentir el paciente una ligera tensión, después ardor y a las 24 horas se cubra esa parte de innumerables ampollitas llenas de esta materia, en cantidad proporcional al estado del enfermo, que luego se secan y caen hechas costras.

Si a las 30 horas aproximadamente no ha producido el efecto deseado, al segundo día se vierten un par de gotas más en los sitios que presenten un color rojo más intenso. El resultado es seguro y pronto desaparece la irritación de la vista, con la sustancia morbosa que la sostenía. En muchos casos tratados, a las dos horas había cedido el dolor y poco después, desaparecía la irritación y la destilación.

Si se tiene un fuerte dolor de muelas; las encías están hinchadas; las mandíbulas muy doloridas, como si fuesen a desencajarse y en toda la cabeza se siente una excitación por todo extremo penosa; aplíquense también las gotas del aceite detrás de las orejas ó en la nuca y pronto se sentirá alivio.

Otra de las buenas cualidades de este aceite consiste en dejar perfectamente curada la piel donde se aplica y ha levantado las ampollas.

Según dije anteriormente, me he visto obligado a guardar en cierto modo el secreto de este aceite para evitar abusos, pero en realidad no existe tal secreto, por cuanto he dado a conocer a varios amigos sus elementos constitutivos.

Achicoria amarga. (Cichorium intybus L.)

La achicoria se encuentra en todas partes a disposición del que quiera tomarse la pequeña molestia de recogerla y guardarla en su farmacopea casera. Al parecer es una de las plantas más despreciables, pues su mísero tallo y sus hojas rastreras y repicoteadas, no desdicen de sus florecillas casi invisibles de color azulado.

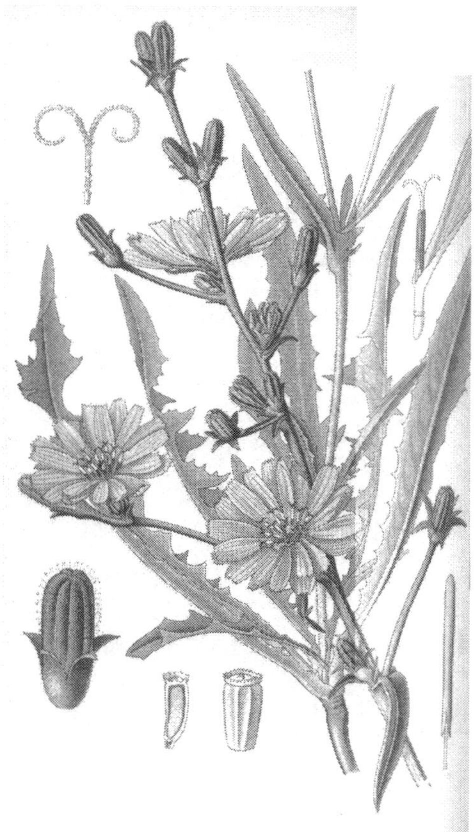

Pero en este caso pueda muy bien decirse que las apariencias engañan; porque las cualidades de la achicoria son inapreciables.

La infusión de achicoria, disuelve las mucosidades del estómago, disminuye la bilis, limpia el hígado, el bazo y los riñones y hace salir por la orina otras sustancias morbosas; de donde se infiere que sirve también para aminorar los males del estómago procedentes de algún desarreglo en la alimentación y para favorecer las operaciones digestivas. A efecto se toman, por espacio de tres ó cuatro días, un par de tazas del cocimiento, una por la mañana y otra por la tarde.

Para eliminar los gases del estómago y calmar las inflamaciones dolorosas en cualquier parte del cuerpo, aplíquese a la parte dañada una cataplasma de flores y hojas de achicoria cocidas con agua, que se cuidara de renovar dos ó tres veces al día.

La achicoria se pone también en espíritu de vino, que se emplea para fortalecer los miembros débiles, frotándolos un par de veces al día con dicho espíritu. Los mismos usos que las hojas y las flores, tienen las raíces de la achicoria, que se recogen con gran facilidad estando la tierra húmeda.

Agave de América. (Agave americana L.)

Como lo indica su nombre tiene por patria el Nuevo Mundo; pero transportada a Europa, se ha hecho muy familiar y no es raro encontrarla entre las macetas que adornan nuestros balcones. Se la reconoce en sus hojas gruesas carnosas y bastante alargadas, de color verdemar, armada de numerosas espinas. Rara vez da flores pero si se apreciasen debidamente las virtudes medicinales de sus carnosas hojas, no habría quien no procurase tener esta plantita exótica entre sus macetas.

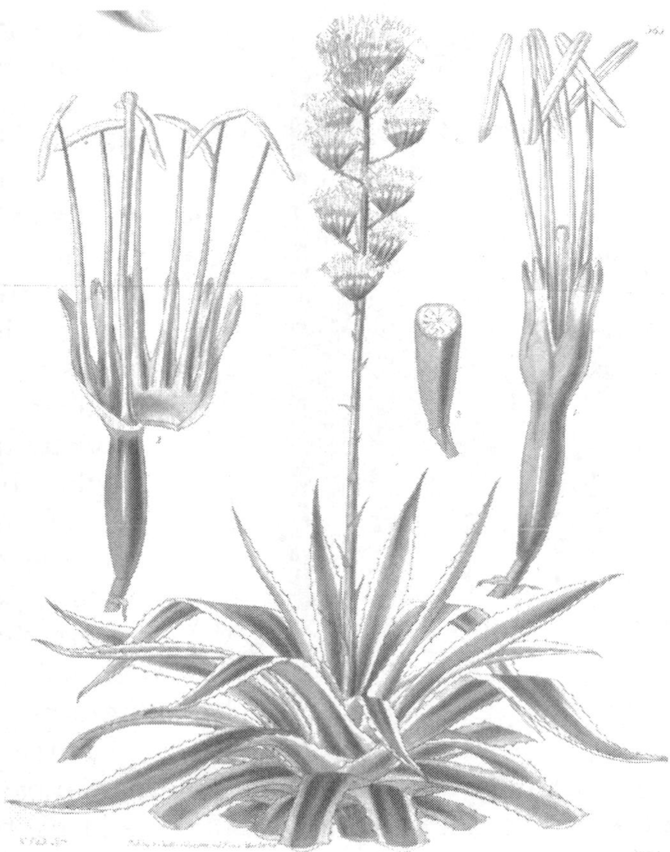

Veamos sus aplicaciones terapéuticas:

Si se cuecen en agua las hojas se obtiene una infusión que, en bebida, sirve para limpiar el estómago y los intestinos, bastando para ello una taza. También se combaten con ella los males del hígado y la ictericia, haciéndola polvo y tomando dos veces al día lo que se coge en la punta de un cuchillo.

Para amortiguar el calor interior de los ojos, se lavan con una infusión hecha con una hoja de esta planta, cocida en un cuartillo de agua, juntamente con una cucharada pequeña de miel.

Las heridas y las hinchazones se combaten perfectamente con esta planta.

Cocida con ajenjo sirve para eliminar las sustancias acuosas que pueden dar lugar a la formación de la hidropesía, y favorecen mucho las funciones del estómago.

Esta ligera exposición basta para decidir a todo el que sea amigo de las flores a conceder al agave un lugar preferente entre sus macetas ó en los macizos de su jardín.

Ajenjo. (Artemisa Absinthium L.)

Esta sustancia es considerada como uno de los mejores estomacales; no solamente porque elimina los gases, mejora y favorece la acción de los jugos gástricos, sino porque despierta el apetito y promueve la digestión, ya se tome en infusión o en polvo.

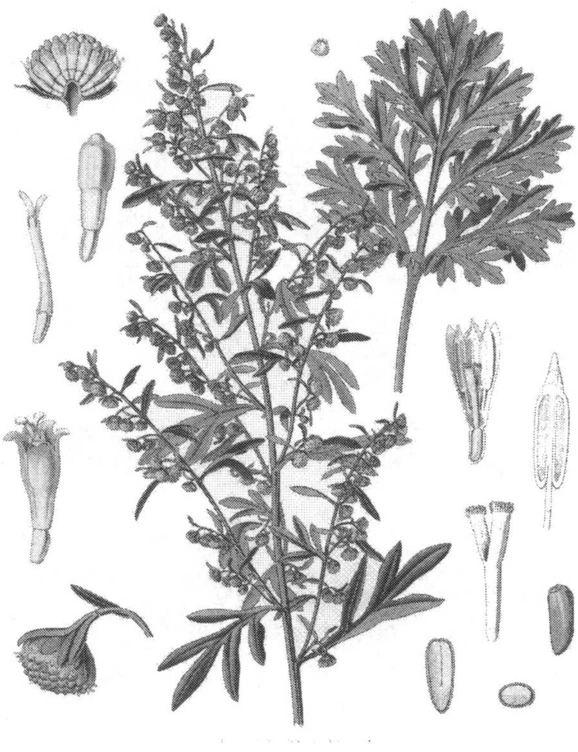

Sirve para contrarrestar el hedor de la boca, cuando proviene del estómago.

El que se sienta dominado por la melancolía, que acuda al polvo de ajenjo y tome un par de veces al día una pulgarada en una cucharada de sopa ó a manera de pimienta, en cualquiera de los alimentos. La desaparición gradual del color amarillo es el primer indicio de la mejoría y enseguida recobrará el enfermo la facilidad de la respiración, coartada por el depósito de inmundicias y jugos pútridos, expulsados del estómago por la acción del ajenjo.

Puede prepararse también con el ajenjo

una tintura que se conserva mucho tiempo sin alterarse. Así como un granito de incienso echado sobre las brasas satura de aroma el ambiente de una habitación espaciosa, del propio modo una sola hojita de ajenjo satura de su sabor amargo una botella de espíritu de vino, resultando una tintura muy enérgica.

Inútil es advertir lo recomendable que es su empleo para los viajeros que se sientan molestados por dolores de estómago y por náuseas.

La infusión de ajenjo empleada como colirio para ciertos males de la vista, ha dado también los mejores resultados.

Alcanfor. (Lauros Camphora L.)

Todo el mundo conoce esta sustancia, de grandes aplicaciones medicinales aplaca los dolores y obra como vermífugo.

Se emplea bajo la forma de espíritu ó de aceite.

El espíritu de alcanfor se prepara disolviendo en un cuarto de litro de espíritu un pedazo de alcanfor del grueso de una avellana. Se emplea al exterior para frotaciones, en los dolores reumáticos y para curar dislocaciones, contusiones, etc. También lo usan algunos y con razón, para fortificar algún órgano debilitado.

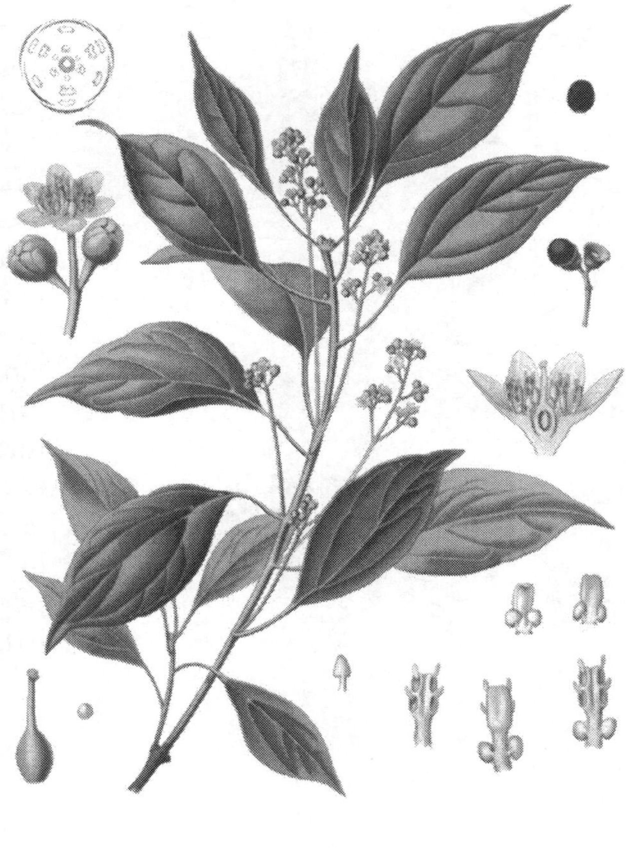

El aceite de alcanfor se prepara disolviendo esta sustancia en aceite de oliva ó de almendras. Se emplea con muy buen resultado, en frotaciones, para combatir el reuma, los dolores de espalda y otros que reconocen por causa alguna afección gotosa, inflamaciones ó excrecencias cartilaginosas.

Áloe. (Aloé vulgaris Lam.)

El áloe en polvo, que se expende en las farmacias, es un remedio excelente, ya se use interior ó exteriormente. La mezcla que se obtiene cociendo la cantidad de polvo de áloe que cabe en media cucharada de café aproximadamente, con doble cantidad de miel, es un purgante de gran efecto, que no produce molestia alguna.

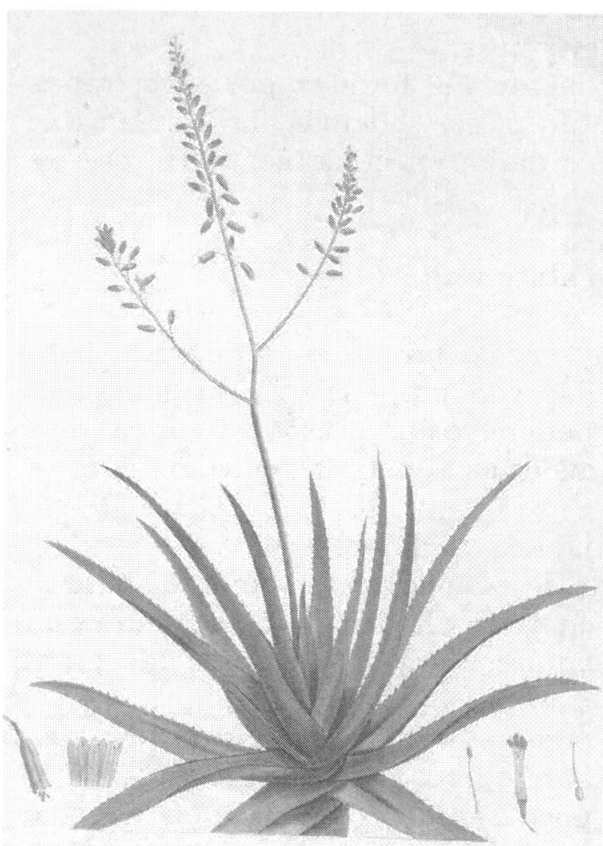

La infusión de áloe, mezclado con otras hierbas medicinales, produce un efecto aún más enérgico. La mezcla más en uso se compone de las siguientes sustancias: la cantidad de áloe que coge la punta de un cuchillo, doble cantidad de fenngreco, una pequeña cucharada de hinojo, y la flor de sabuco ordinariamente empleada para dos tazas de infusión. Estas se reparten para dos días y el efecto se empieza a sentir de 12 a 30 horas después, por deposiciones suaves, que no causan molestia.

Más tarde daremos a conocer otro uso del áloe en unión con la hierba de San Juan ó lupérico y la aquilea.

Análogo efecto produce el áloe usado exteriormente. En un vaso lleno de agua caliente se echa la punta de un cuchillo de áloe, se agita fuertemente y se obtiene un agua para los ojos excelente, que se emplea para limpiar de pus este órgano, y otras secreciones impuras y contra las irritaciones exteriores de la vista. Al efecto se lavan tres ó cuatro veces los ojos, interior y exteriormente, sin que la picazón y el ligero ardor que en un principio se sienten sirvan de pretexto para suspender el tratamiento.

Para limpiar y curar heridas, aunque sean antiguas, postemas, cicatrices con abundancia de pus, es magnifico remedio el agua mencionada.

Para activar ó favorecer la formación de cutis nuevo, cuando lo impiden las sustancías líquidas que manan de las heridas, se esparce una tupida capa de polvo de áloe sobre toda la parte desprovista de cutis, se cubre con vendas ó trapos secos, cuidando de renovar el polvo una vez al día; el áloe chupa los fluídos morbosos y forma una costra dura, bajo la cual aparece pronto el nuevo cutis.

El áloe cura rápidamente las heridas por inveteradas que sean. Este medicamento ofrece, además, la inapreciable ventaja de que nunca hace daño, en cualquier parte que se aplique.

Alumbre (piedra de alumbre)

Es un caústico muy eficaz, propio en alto grado para combatir flemones ó heridas con propensión a la gangrena. Aplicado con oportunidad detiene los progresos del cáncer. Las ulceras y excrecencias de las uñas tienen un remedio eficaz en el alumbre.

Se aplica de las siguientes maneras:

Hecho polvo menudo se extiende directamente sobre la herida; ó bien se disuelve en agua y la disolución se emplea en lavados ó en pequeñas compresas de hilo empapadas en el líquido.

Una vez limpias de pus las heridas, carne podrida, etc., el alumbre obra como secante que contrae y cura rápidamente. El agua de alumbre, poco cargada, es un buen remedio para los dientes que tienen adherida carne con sangre malsana.

La misma sirve para lavarse la boca y los dientes y para gargarismos.

Angélica silvestre. (Angelica silvestris L.)

En lugares húmedos y sombríos crece esta planta cuyo tallo, que llega a tener hasta un metro de altura, está hueco y sirve a los muchachos para hacer flautas. Se llama angélica de las selvas porque se da muy bien en los bosques y silvestre para distinguirla de la angélica noble ó arcangélica que exige para su cultivoo del cuidado del hombre. Ambas poseen iguales virtudes medicinales, por cuya razón se da preferencia a la que se obtiene con menos molestia.

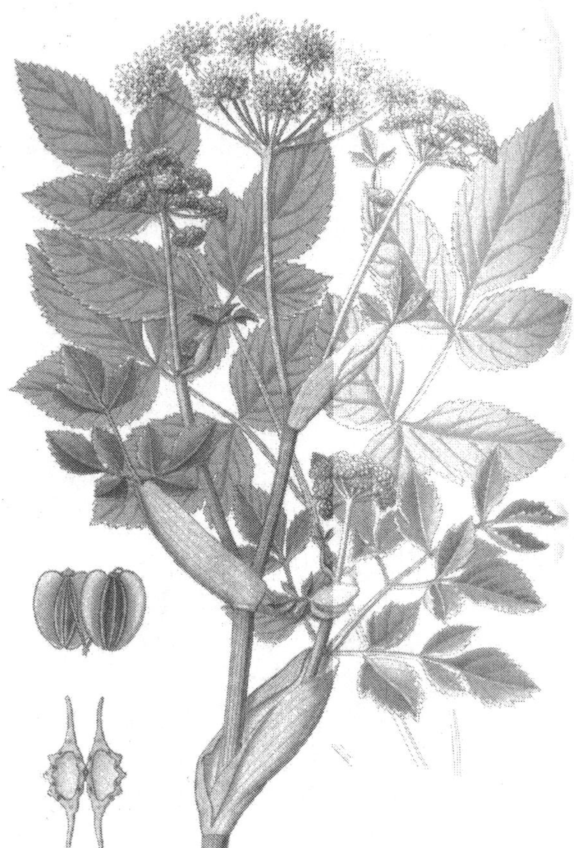

La infusión de angélica. hecha con las raíces, semillas y hojas de esta planta cocidas en agua, es un remedio eficaz para desalojar las sustancias dañinas o venenosas que hayan podido introducirse en el cuerpo, comiendo alimentos mal sanos.

Como quiera que la sangre se forma de todas las sustancias nutritivas que penetran en el estómago, entre las que se mezclan algunas evidentemente nocivas, esta infusión tiene la virtud de eliminar de la sangre dichas sustancias malsanas. Si se siente frío en el estómago, lo que de ordinario produce gran desasosiego, con una taza de esta infusión se produce una reacción contraria. Para lograrlo es más conveniente tomarla tres veces al día: por la mañana, al mediodía y por la tarde.

Para eliminar del estómago ó de los intestinos sustancias nocivas, o expulsar los gases que nos molestan, no hay mejor remedio que esta infusión, especialmente si al agua se añade una cantidad igual de vino.

Las flemas ó mucosidades que se forman en el pecho y los pulmones, lo mismo que las que se depositan en la tráquea, y el ardor de estómago, se eliminan y mitigan fácilmente con esta infusión.

Como se ve, la angélica es un excelente remedio casero, del que los habitantes del campo especialmente deben hacer acopio en tiempo oportuno y después de secarla al aire libre, guardarla en un lugar exento de humedad. Las raíces, semillas y hojas bien secas, se pueden también reducir a polvo, del que se puede tomar lo que se coge en la punta de un cuchillo, dos ó tres veces al día, en lugar de la infusión.

Pero debo advertir, para evitar graves equivocaciones, que la angélica se confunde facilmente con el comino silvestre y aun con la cicuta, planta venenosa muy perjudicial; por lo que no deben recogerla sino personas que la conozcan perfectamente

Anis. (Pimpinella anisum L.)

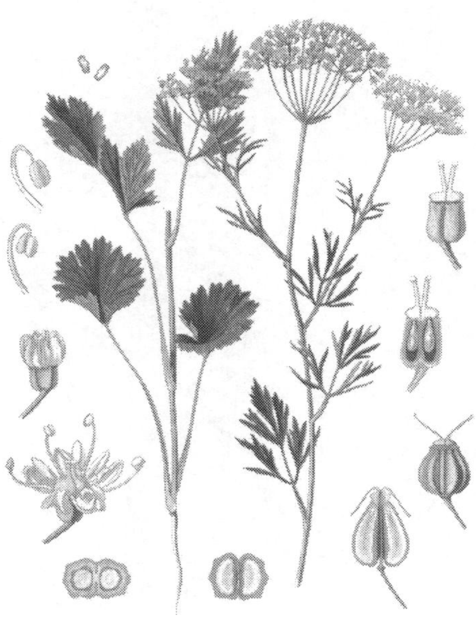

Lo mismo que el hinojo es de uso frecuente en la medicina casera, y no tiene rival para eliminar los gases. A veces se usan las dos plantas mezcladas.

Los aceites de anís y de hinojo se expenden en la botica y no vale la pena prepararlos. Para producir el efecto indicado se toman de 4 a 7 gotas en azúcar, una o dos veces al día.

Argentina ó anserina. (Potentilla anserina L.)

La Potentilla anserina se cría en los alrededores de lugares habitados por ánades, en los prados y en los bordes de los caminos y de los barrancos. Por sus efectos se la ha dado también el nombre de hierba espasmódica.

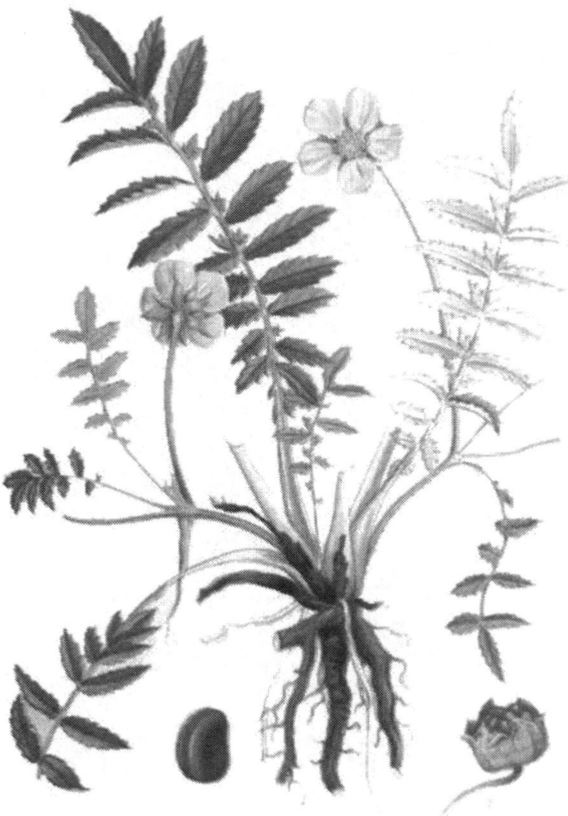

Se emplea, con ventaja, para combatir los ataques espasmódicos, donde quiera que se presenten; y aún en los accidentes deja sentir su virtud medicinal. Al mostrarse los primeros síntomas de los ataques, debe dársele al enfermo leche bien caliente en la que se ha dejado cocer una pulgarada de esta hierba, cuyo brebaje se le administrará tres veces al día.

En ninguna casa bien ordenada debe faltar acopio de tan preciosa planta, que se ha de secar previamente, para guardarla. Con ella se evitará, no pocas veces, el tormento de ver sufrir a personas queridas, sin poder aplicar remedio.

Aquilea ó milhojas. (Achillea millefolium L.)

Véase Lupérico ó hipérico.

Arnika. (Arnica montana L.)

Es universal su fama de planta medicinal y cada día comprendo menos el empeño de muchos que pretenden discutir sus excelentes cualidades.

La tintura de árnica, es tan conocida y tan general el uso de la misma para lavados, compresas, paños, etc., en el tratamiento de heridas, que creo perdido el tiempo que emplease en demostrar sus excelencias.

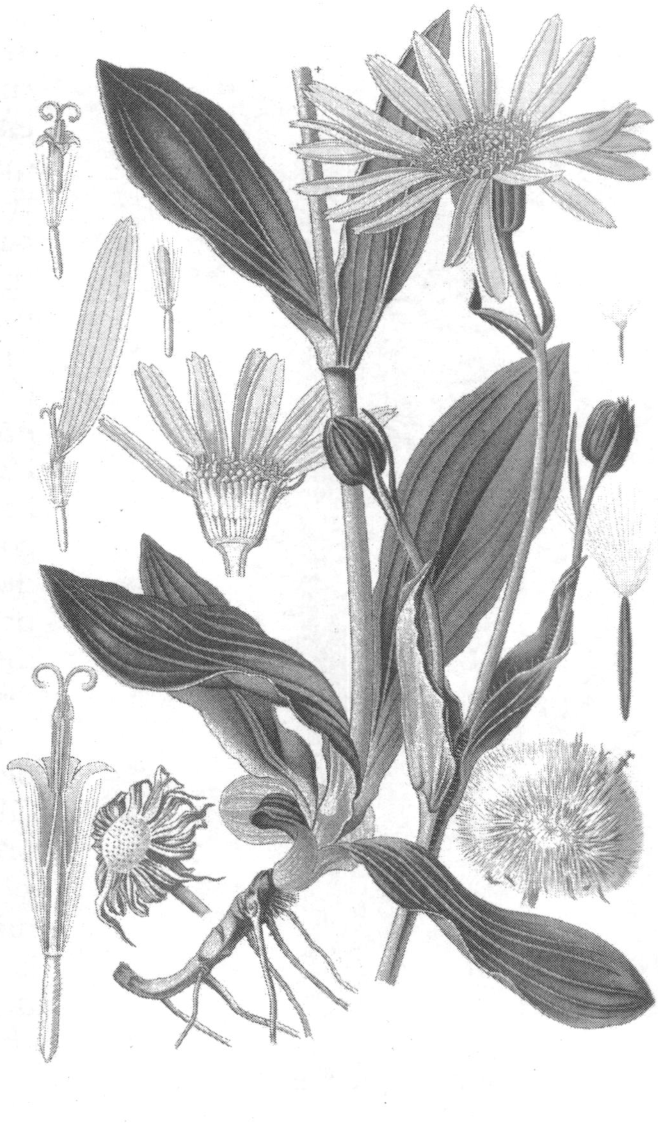

Por su coste se halla al alcance de las más modestas fortunas, aparte de que todo el mundo puede prepararla fácilmente. Se recoge la flor del árnica a finales de Junio y principios de Julio. Para prepararla se echa una cantidad prudencial en espíritu de vino, y al cabo de tres días puede usarse la tintura.

Aspérula ó aspérilla. (Aeperula odorata L.)
Véase "fresa" y sus aplicaciones.

Avena. (Avena sativa L.)

Sometida a una fuerte cocción, la avena, lo mismo que la cebada, cede al agua sus jugos medicinales. Este cocimiento es nutritivo, de fácil digestión y muy refrescante, por cuya razón se recomienda a los convalecientes que a consecuencia de una enfermedad grave han perdido muchas fuerzas y necesitan un reconstituyente. ¡Lástima que no se haga más uso de tan sencillos medios y que se acuda con más frecuencia a otros medios que en la mayoría de los casos, solo sirven para el tormento de los pobres enfermos.

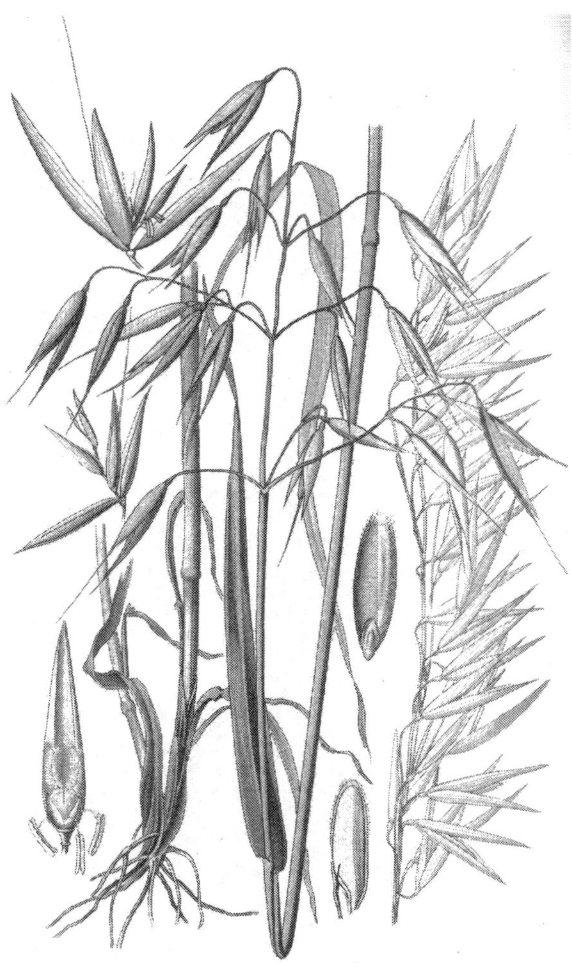

La preparación no puede ser más sencilla. Se lava de 6 a 8 veces un kilo de avena con agua fresca y se cuece en dos litros de agua hasta que se haya reducido a la mitad el líquido; se echan en el cocimiento dos cucharadas de miel y después de agitar bien la mezcla, se deja cocer aún algunos minutos.

Bayas de enebro. (Juniperus communis L.)

¿Quién no conoce este saludable fruto? Echado en las brasas perfuma el ambiente saturándole de un olor agradable, al mismo tiempo que purifica la atmósfera de las habitaciones. Así como no comprendo el uso del vinagre, el azúcar, etc., para estos fines, puesto que con ellos se lanzan a la atmósfera nuevas impurezas, encuentro utilísimo el empleo del enebro quemado, es decir su humo, para desinfectar habitaciones infectadas por la presencia de enfermos, cadáveres, etc. y en general para desinfectar grandes espacios por medio de hogueras

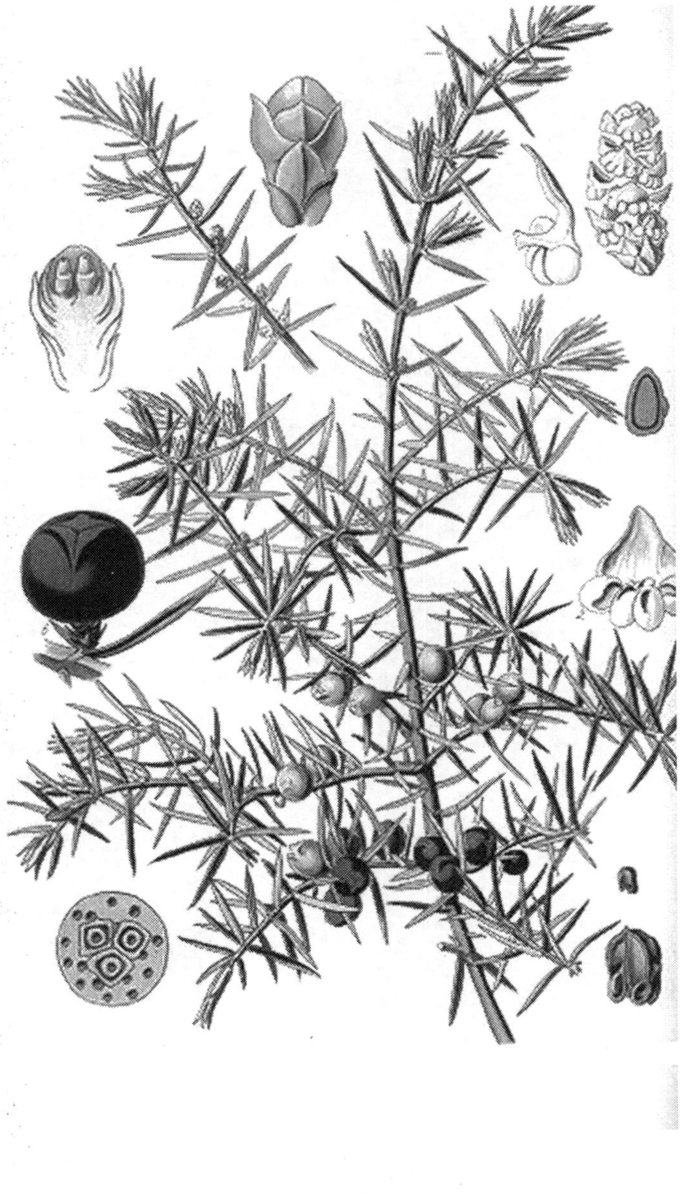

formadas con madera de esta planta, cuyo humo ahuyenta los microbios y todos los bichos que engendran las enfermedades contagiosas.

Un efecto análogo produce el enebro en el interior del organismo humano: la baya purifica la boca y limpia el estómago, asegurándoles contra toda infección. Se recomienda, por consiguiente, a las personas encargadas del servicio, cuidado ó asistencia de los enfermos que sufren ciertos males, como escarlata, viruelas, tifus, cólera, etc., las cuales, para contrarrestar el peligro del contagio a que están expuestas, deben masticar con frecuencia las bayas de enebro, tomando al objeto de 6 a 10 por día. Dejan en la boca un gusto agradable al mismo tiempo que favorecen las operaciones digestivas y destruyen los miasmas nocivos, emanaciones pútridas, etc., que pudieran penetrar por la nariz ó la boca.

Los que padezcan debilidad de estómago pueden ensayar el siguiente procedimiento para remediarla: Tomen el primer día 4 bayas de enebro y en los siguientes aumentarán un grano por día, hasta el día 12 en el que tomarán 15 bayas, continuando luego en progresión descendente hasta reducir la dosis a 5 granos. Por este sencillo procedimiento habrán limpiado y fortalecido mucho su estómago, que a consecuencia de los gases había caído en un estado de debilidad extrema.

Ya los antiguos habían probado la eficacia de las bayas de enebro en los padecimientos del hígado y de los riñones; lo mismo que en los diferentes males de piedra y en todos aquellos cuya curación exigía, como condición previa, que se expulsen del cuerpo gases pútridos y sustancias acuosas ó viscosas nocivas al organismo.

Lo mismo que las bayas, pueden emplearse los tiernos retoños del arbusto para preparar una infusión, con lo que se combate, en sus comienzos, la hidropesía y se purifica la sangre. El aceite de enebro se encuentra en todas las farmacias.

La tintura de esta sustancia se prepara fácilmente poniéndola a macerar en vino, aguardiente ó espíritu de vino.

Pero debo recordar una vez más a los padres de familia que no basta con condimentar los alimentos con bayas da enebro ó análogos estimulantes, aunque sean tan beneficiosos para la salud como este; ni tampoco tener el cuidado de purificar y desinfectar el aire de las habitaciones de la manera indicada; es, además, preciso mantener esa limpieza en la morada del alma, en el cuerpo, que no pocas veces se deja envuelto en una sucia capa de polvo y cieno, desinfectándole, siquiera un par de veces al año, con el humo aromático de plantas como esta, que purifica y aligera la respiración.

Camomila ó matricaria. (Matricaria chamomilla L.)

Se emplea la infusión de esta planta para curar los catarros, especialmente cuando van acompañados de fiebre; los fuertes dolores de vientre, retortijones, afecciones espasmódicas, calambres, fuertes congestiones, etc. Los saquitos de camomila, usados para desarrollar calor en diversas afecciones, son tan conocidos que nos parece ocioso detenernos a dar más detallas.

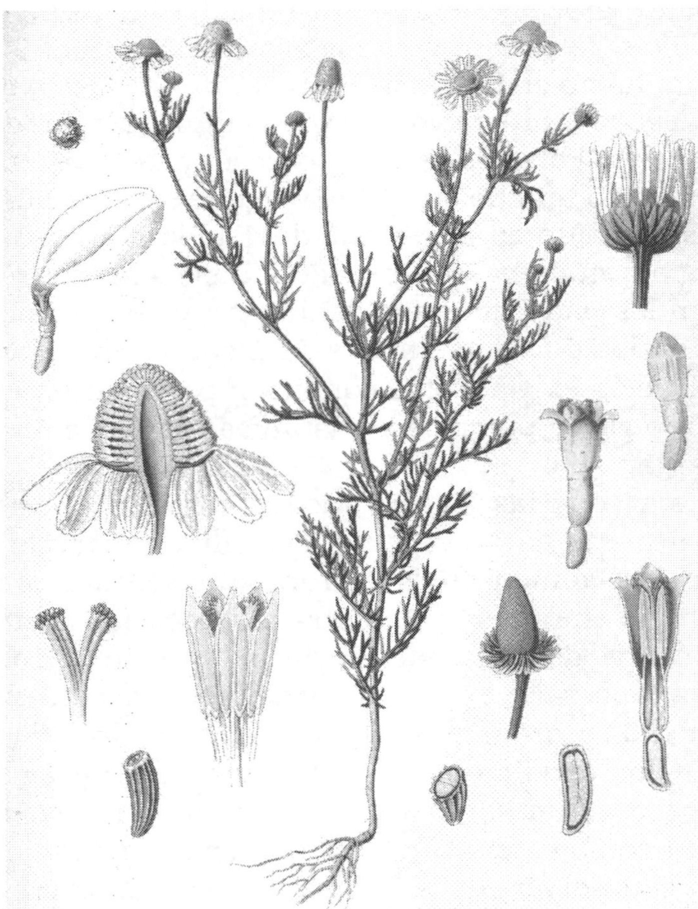

Centaura menor. (Erythraea centaurium L.)

¡Qué nombres tan singulares y significativos daban nuestros antepasados a las hierbitas del campo! Como quien conoce a fondo sus maravillosas cualidades. Por lo que hace a nuestra planta deben haberla tenido en gran estima. Ya el sabor amargo que tiene es indicio seguro de sus aplicaciones medicinales.

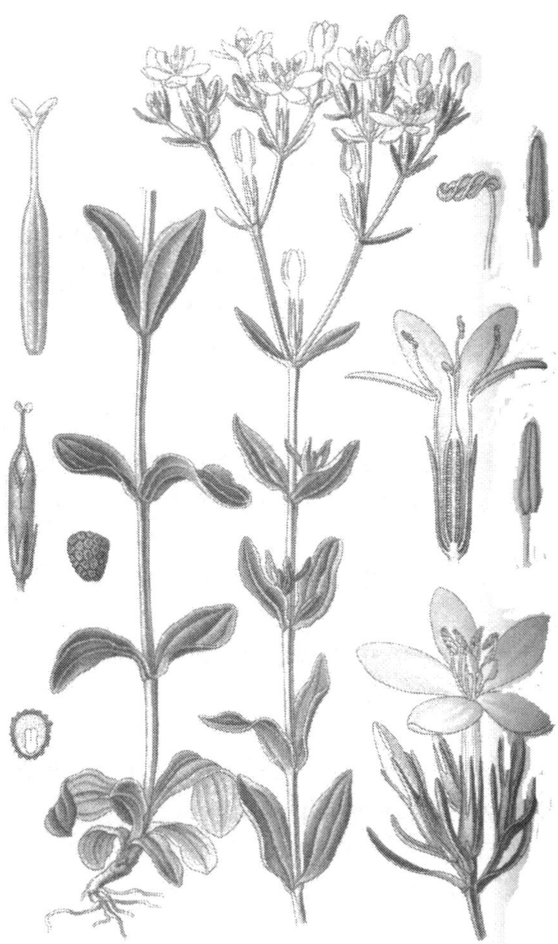

La infusión de centáurea hace expeler los gases del estómago, elimina los ácidos inútiles y perjudiciales, favorece la formación de los jugos estomacales, obra también ventajosamente sobre los riñones y el hígado, lo mismo que en la pirosis ó ardor de la garganta.

La centaura proporciona alivio notable en todas las alteraciones de la sangre, particularmente en las que provienen de la pobreza de esta sustancia.

A pesar de su nombre que parece aludir a su gran coste, la centaura presta gratis sus eficaces auxilios a todo el mundo. Los alemanes la dan el nombre de "hierba de mil florines".

Col agria

No he creído oportuno pasar en silencio este excelente remedio casero. Las cataplasmas de col agria recién cogida son un magnífico remedio para las heridas, quemaduras y accidentes análogos.

Los detalles acerca de su empleo se darán al describir las enfermedades. Las gentes del campo estiman en mucho las virtudes medicinales de esta planta, por la facilidad con que pueden procurársela.

Comino. (Carum Carvi L)

Véase "Hinojo".

Corteza de encina

¡Cómo! ¿También es medicinal la corteza de encina? Seguramente; y se emplea acabada de cortar del árbol o seca.

La corteza de la encina joven, hervida como media hora, da un cocimiento medicinal muy enérgico. Si se empapa en un paño de hilo y se arrolla al cuello obra como resolvente en las inflamaciones y lamparones ó papera, siempre que no sean males inveterados. Del propio modo se emplea para resolver las inflamaciones de las glándulas.

Los padecimientos del recto se corrigen con baños de asiento y el cocimiento de corteza de encina, que adaptado, se puede tomar también en lavativas.

Las fístulas del recto se resuelven y curan perfectamente con este mismo cocimiento.

En general, es un buen resolvente para toda clase de hinchazones ó tumores, siempre que estén complicados con irritaciones.

Al igual que la resina, la infusión de corteza de encina obra como fortificante sobre los vasos interiores.

Escaramujo

Las amas de casa que cuidan con esmero el herbolario casero, estiman en lo que vale el rosal silvestre (Rosa canina L.) y cogen no solamente sus hermosas flores, sino también el fruto que, además de emplearse en la confección de salsas, tiene varios usos medicinales; mucho más si en el seno de la familia hay alguien que padezca mal de piedra en los riñones y en la vejiga; porque la infusión de escaramujo limpia los riñones y la vejiga y mitiga sus padecimientos.

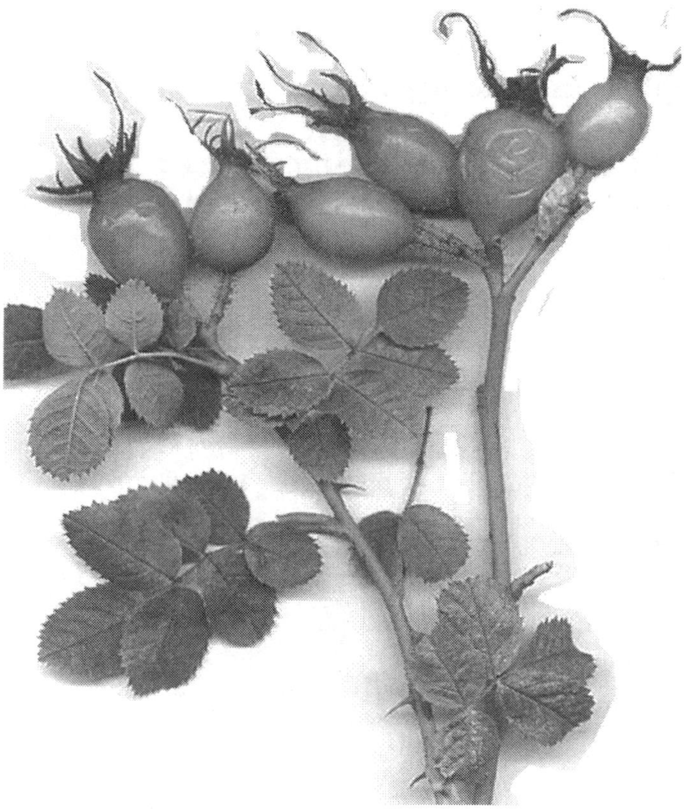

Conozco un anciano que en su juventud padeció mucho de mal de piedra, sin poder encontrar remedio. Le recomendaron esta infusión y de tal manera se acostumbró a ella que nunca deja de tomar una taza al acostarse, que saborea con más placer que una copa de exquisito vino. "Estos son mis licores", suele decir; "Este es el aceite que sirve para engrasar la desgastada máquina del cuerpo envejecido y ponerla en condiciones de marcha".

Para preparar la infusión se quitan los huesos del escaramujo y se deja secar el resto del fruto, antes de hacer el cocimiento.

Esencia de claveles

Esta esencia ó aceite posee cualidades análogas a las del aceite de almendra y de oliva, con los que muchas veces se mezcla para usarla.

La experiencia me ha enseñado que es un excelente

remedio contra los gases pútridos y toda clase de sustancias de esta índole que se depositan en el estómago.

Por regla general se toma la esencia de claveles con azúcar, una ó dos veces al día, de 4 a 6 gotas cada vez.

Espliego. (Lavandula vera DC.)

Véase "aceite de espliego".

Eufrasia. (Euphrasia officinalis L.)

"Consuelo de la vista" llaman algunos a esta hierbita, porque a veces produce alivio en males rebeldes a todo tratamiento. Yo puedo acreditar haberla empleado muchas veces con excelente resultado.

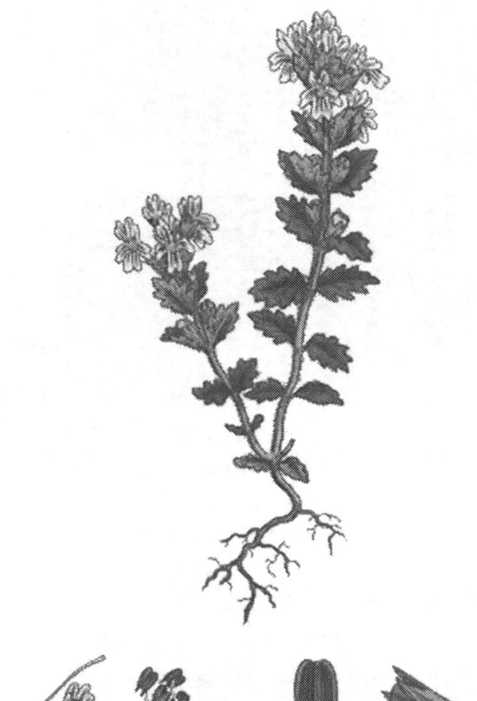

En el mes de Agosto, se encuentra esta hierbita en los prados; donde a veces toma tal predominio, que causa estragos en los pastos del ganado.

Se emplean las hojas en infusión y secas se reducen a polvo, para darlas también el empleo oportuno. Con la primera se lavan los ojos dos ó tres veces al día; ó se empapa un pañito de hilo que se aplica a los mismos, sujeto con una venda. No sólo se aclara y purifica, por ese medio, el órgano en cuestión, sino que también se fortifica.

Simultáneamente se puede aplicar al interior, tomando en una cucharada de sopa ó en agua, lo que coge del expresado polvo en la punta de un cuchillo. Pero también es alivio del estómago; porque como sustancia esencialmente amarga favorece la digestión y purifica los jugos gástricos El que haga un ensayo con esta hierbita verá que no le escatima sus consuelos.

Fenugreco, fenogreco ó alholva. (Foenum graecum.)

De la semilla de la lupinela, antes mencionada, se preparan unos polvos, que son ya familiares a muchos de los que han usado mis prácticas hidroterápicas. Los polvos son inofensivos y todos cuantos los han tomado saben apreciar sus cualidades y repiten las tomas.

Bebido en infusión obra como refrescante y calma el ardor de la calentura.

La misma sirve para gargarismos en los padecimientos de garganta, cuyo ardor mitiga. Una cucharada pequeña del polvo basta para una taza ordinaria de la que se toma cada hora ó con más frecuencia una cucharada grande, bien sea al interior en bebida ó para simples gargarismos.

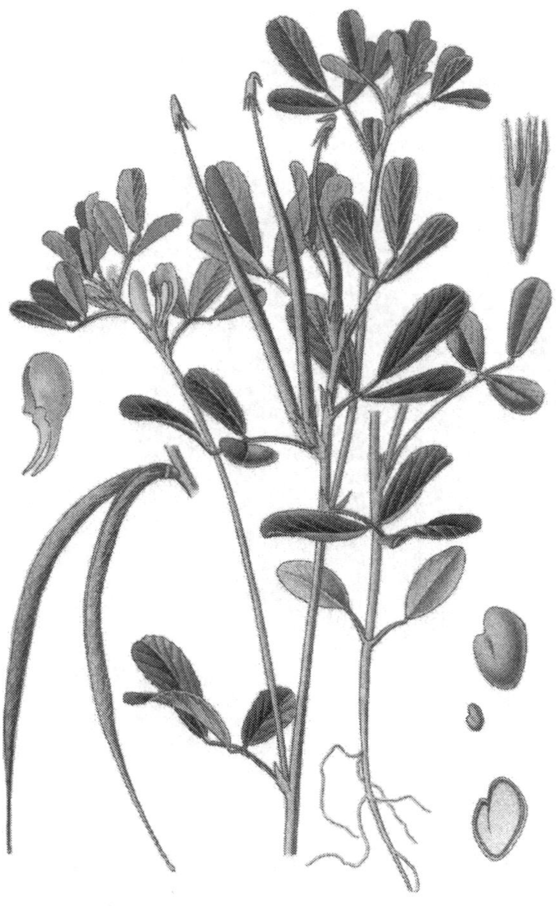

Usado exteriormente es el fenogreco el mejor remedio que se conoce para resolver hinchazones y tumores. Obra lentamente, sin dolor, pero arranca hasta la última gota de materia. Para emplearle se cuece hasta obtener una pasta análoga a la de la linaza que se aplica en paños de hilo.

En las grietas ó heridas de los pies, estas cataplasmas hacen desaparecer las inflamaciones que se presentan en los bordes de la herida y evitan la formación de la gangrena y hasta el envenenamiento de la sangre. Recomiendo pues su uso, a todos los que sean propensos a esta clase de heridas en los pies.

El fenogreco se adquiere en las boticas.

Flor del endrino. (Prunus epinosa L.)

Es el purgante más sencillo que se conoce y no debiera faltar en ningún herbolario casero. Tan pronto como se sienta la necesidad de purgarse, aplíquese este remedio que todo el mundo puede tener a mano.

Para prepararle se toman las flores del espino, se cuecen en agua un minuto y por espacio de 3 a 4 días se bebe una taza diaria de la infusión. La acción es enérgica y tan suave, que no produce molestia alguna.

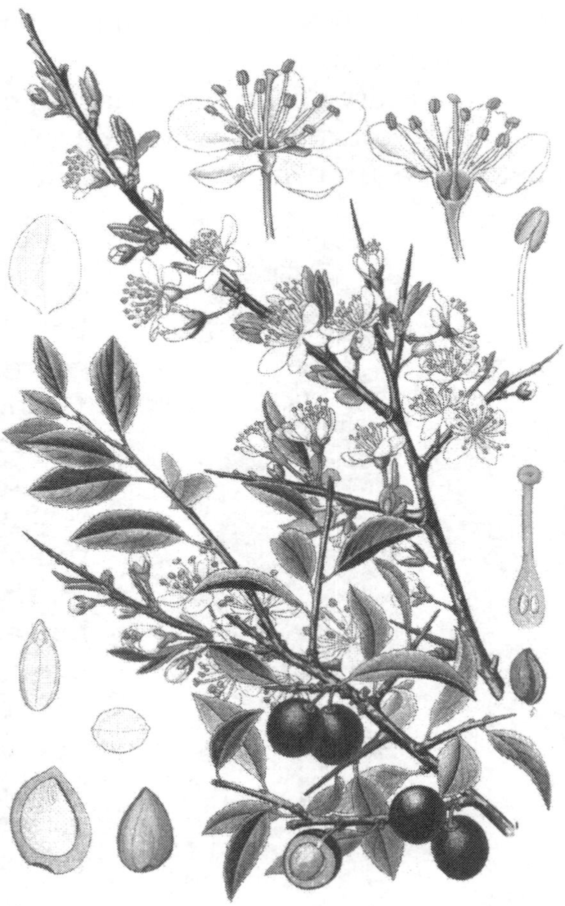

Se recomienda igualmente como fortificante y se emplea con ventaja en los males del estómago.

Flores de heno

Las numerosas consultas que, de palabra y por escrito, se me han dirigido, me han dado a entender que muchos no saben lo que son las "flores de heno". Al describir los baños de pies preparados con flores de heno (Ver primera parte: Método de hidroterapia), dijimos lo que en el arte médica se entiende por esta sustancia vegetal. Réstame sólo dar las instrucciones relativas a su empleo y señalar sus diferentes aplicaciones.

En los primeros síntomas de envenenamiento de la sangre, cuando algún miembro se ha helado, en las afecciones espasmódicas del bajo vientre y dolencias análogas me han prestado siempre excelentes servicios las flores de heno hervidas.

Están igualmente recomendadas en el reuma, la gota y afecciones escrofulosas, las compresas y camisas empapadas en un cocimiento caliente de flores de heno. Pero se equivoca el que crea que esta medicación basta por sí sola para corregir esas dolencias; precisa aplicar, además, los tratamientos que se prescriben en la tercera parte de esta obra (Enfermedades).

Fresa. (Fragaria vesca L.)

¡Qué alegría para los niños, cuando pueden ofrecer a sus padres, al maestro ó al párroco las primicias de esta fruta! ¡Con qué gusto se saborea este delicioso postre, sólo ó acompañado de azúcar, vino, etc.!

Pero no sólo se aprecia el fruto de esta planta; sus hojas son también muy estimadas y muchas solícitas madres las recogen y guardan después de secas; porque saben que con ellas se prepara una bebida nutritiva a la vez que barata, muy útil para los niños débiles. He aquí como se obtiene. Tómese una pulgarada de hojas de fresero; pónganse en una vasija y se vierte sobre ellas un cuartillo de agua hirviendo, se tapa herméticamente aquella y al cabo de 15 minutos, se tiene una excelente infusión de hojas de fresa, que se toma mezclada con leche caliente y azúcar.

Si se quiere aumentar la fuerza y el buen gusto de la infusión se toma como la tercera parte de la pulgarada de asperilla (Xsperula odorata L.), en lugar de la propia cantidad de hojas de fresa.

La misma fresa goza de justa fama de fruta sana y nutritiva, por lo que se recomienda a los convalecientes que han sufrido enfermedad grave, en unión con otros alimentos.

Si en verano se toma, por algún tiempo, media libra diaria de fresa con un cuartillo de leche, según se acostumbra en algunos países, ó también esa cantidad del fruto en cuestión, en dos veces, con un pedazo de buen pan, pronto se echara de ver el efecto excelente que produce ya vigorizando las fuerzas, ya también purificando la sangre. En confitura, como las cerezas, guindas, etc., se pueden tomar, con igual resultado, en invierno.

En verano se mitiga el calor interior con este refrigerante, que es a la vez un bocado tan exquisito.

Los que padecen males de piedra obtendrán alivio tomando por espacio de algún tiempo una ración diaria y uniforme de fresa.

Lo propio se recomienda a los que sufren del hígado, que deben tomar, en diferentes veces, hasta una libra diaria, lo mismo que los que son propensos a erupciones precedentes de la impureza de la sangre.

Digna de atención es la abundancia con que la naturaleza nos da este precioso fruto, por cuyo beneficio debemos estar siempre agradecidos a la inagotable generosidad de nuestro Creador.

Genciana amarilla. (Gentiana Lutea L.)

Se cría particularmente en terrenos montañosos y las personas entendidas en herboristería la reconocen fácilmente. Debe emplearse de preferencia bajo la forma de extracto. Al efecto se secan bien las raíces de la planta, se cortan en pedacitos y se ponen en infusión en una botella ó frasquito de espíritu de vino.

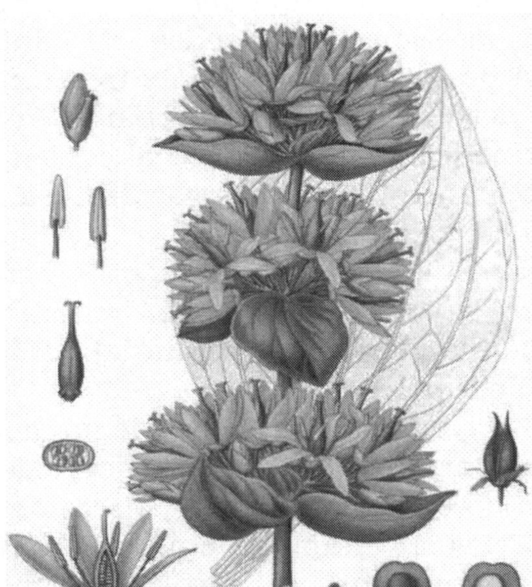

El extracto de genciana, es uno de los mejores tónicos ó remedios del estómago. Para usarlo, se echan de 20 a 30 gotas del mismo en 6 u 8 cucharadas de agua y se toma esta porción durante varios días consecutivos. Muy pronto se desarrolla el apetito y se regularizarán de maravilla las funciones digestivas. Así es que sí se nota alguna diferencia en la digestión, se corrige bebiendo una cucharada pequeña del extracto en medio vaso de agua templada. No es menos eficaz para corregir la opresión de estómago.

En largos viajes, en que se pasan muchos días haciendo malas comidas, tomando peores bebidas y al término de la jornada nos rinde la fatiga, presta inapreciables servicios una botellita del extracto de genciana, que se puede tomar vertiendo algunas gotas en un terrón de azúcar.

Las náuseas y desvanecimientos se corrigen con una cucharada pequeña de este extracto mezclada con agua. Es un refrigerante que despierta las fuerzas, a le vez que obra como calmante del sistema nervioso.

La infusión ó té de genciana presta idénticos servicios. Al efecto se cuecen las raíces de la planta cortada en pedazos ó la misma planta, hecha polvo, en agua y se toma como otro cualquier cocimiento.

Granos de resina ó de incienso

Lo mismo que una vela, destila a veces gotas la corteza del pino ó del abeto, como puede observarlo todo el que en verano y otoño dé un paseo por el bosque. Como lágrimas corren por el tronco abajo aquellas perlas resinosas, blancas como la cera, transparentes como la miel y frescas como el agua de la fuente.

La resina es la sangre del pino ó del abeto y si se hace una profunda herida en el tronco de uno de estos árboles brota a veces con gran fuerza su sangre.

Desde luego surge la idea de que esa resina, que se pega como la goma y en cuyo fondo se destacan numerosos gránulos diáfanos, encierra alguna virtud especial. En efecto si se toman de 5 a 6 granitos ó lágrimas resinosas, todos los días por espacio de algún tiempo, se fortalece el pecho y se comunica nuevo vigor a los vasos interiores.

Conocí a un sacerdote de naturaleza muy enfermiza, que todos los días tomaba cierta cantidad de esta sustancia resinosa y solía decir: “a este jarabe debo la reconstitución de las fuerzas del pecho”.

El que no tenga a mano estas píldoras de resina, puede sustituirlas por granos de incienso blanco, que en realidad no es otra cosa que resina de superior calidad. De 6 a 8 granos tomados diariamente por espacio de algún tiempo constituyen un remedio excelente para el pecho.

La digestión de los gránulos resinosos no ofrece dificultad; la naturaleza tiene fuerzas más que suficientes para elaborar esos alimentos.

Harina de creta

Todo el mundo sabe lo aficionados que son algunos animales domésticos a comer granitos de cal y otras sustancias análogas y nadie ignora que en muchos casos se hace preciso quitar del alcance de los niños el yeso de los encerados ó pizarras, porque se lo comen con el mismo placer que ronchan un turrón de azúcar.

¿No parecen demostrar estos hechos que la creta puede prestar buenos servicios en algunos estados patológicos del hombre? Al menos es un asunto que merece estudiarse. Por mi parte he empleado esta sustancia en polvo con excelentes resultados en determinadas dolencias.

La greda contiene cal, azufre y otros materiales de construcción que se hallan en el cuerpo humano, principalmente en el esqueleto óseo, maravillosa construcción del Supremo Arquitecto.

En las personas débiles pudiera flaquear este edificio ó perder consistencia; fáltales la cal, elemento esencialísimo que traba los otros materiales. A estas, lo mismo que a los niños que son siempre seres débiles, les esta indicada la expresada harina, de la que pueden tomar diariamente lo que coge en la punta de un cuchillo; bien sea en agua ó en los alimentos; lo que no ofrece dificultad alguna, por cuanto la harina no tiene sabor ni olor.

Todo el que sufra debilidad de estómago y haga con alguna dificultad las funciones digestivas debe probar esta sustancia, y seguramente no se arrepentirá de la prueba.

"Aquí se ha enyesado" dijo en una ocasión Franklin, al ver un magnífico campo de trébol. Lo mismo podría decir yo, del gran número de enfermos a quienes he aplicado el tratamiento en cuestión.

Con especial interés recomiendo el uso de este polvo a los anémicos, que deben tomar del mismo dos puntas de un cuchillo, una por la mañana y otra por la tarde. Ël hará reaparecer, a pesar de su blancura, el sonrosado color en las pálidas mejillas.

Pero aún es más eficaz que esta harina el polvo de huesos, del que hablamos en el capítulo siguiente.

Harina de huesos

Del polvo de carbón de huesos preparo tres diferentes variedades.

1. Polvo negro. Tómense buenos huesos de ganado vacuno, sacrificado en las mejores condiciones de salud y pónganse al fuego hasta que se carbonicen. Los carbones ó huesos así calcinados se reducen a polvo y queda terminada la operación.

2. Polvo blanco. Se queman los huesos como la cal, hasta que toman el aspecto de cal recién quemada. En realidad no es otra cosa el hueso en esta forma, por cuanto las sales y demás sustancias que le constituyen hacen la parte más pequeña. Entonces se reduce también el polvo y se obtiene una sustancia semejante a la harina de creta ó de yeso.

3. Polvo gris. Una parte de polvo blanco, otra igual del negro y otra de incienso blanco, también molido, dan una mezcla de color agrisado, del que toma nombre este polvo.

Leyendo el párrafo que trata de la harina de creta se podrá comprender por qué doy tanta importancia a los polvos de hueso carbonizado, en mi farmacopea casera.

Las personas que a consecuencia de una grave enfermedad, han perdido gran parte de sus fuerzas, pueden recobrarlas tomando estos polvos, cuya eficacia es a veces maravillosa.

Las tres clases de polvos de hueso que yo preparo y recomiendo corresponden a otras tantas clases de debilidad que pueden aquejar a los enfermos.

Los convalecientes que necesitan fortalecer todo el organismo, los niños que como plantas enfermas arrastran una existencia miserable, en particular los que padecen de raquitismo, deben tomar de los polvos negros, lo que coge en una a dos puntas de cuchillo, diluidos en agua ó en la comida.

Los enfermos cuya máquina funciona con excesiva lentitud, en los que la digestión y la formación de la sangre andan perezosas, de suerte que ciertos órganos del cuerpo reciben mal y tarde lo que han menester para su conservación y crecimiento; cuyo esqueleto huesoso, especialmente, parece un andamio que se tambalea y amenaza ruina, deben combatir la anemia con el polvo blanco calizo. Así como la madre alimenta a su hijito con leche y papilla de harina, en tanto que no tiene dientes, porque esas sustancias son las más adecuadas para su organismo, del propio modo deben nutrirse con harina de huesos los huesos hambrientos y enflaquecidos, para que puedan recobrar los jugos que les faltan.

Como lo indica la adición del incienso, se recomienda el uso del polvo gris particularmente a los enfermos o convalecientes cuyos vasos interiores han llegado a un grado de debilidad extrema.

Tal es la receta para fabricar las tres clases de polvo de que tan buenas cosas pueden contar millares de enfermos y sobre las que tanto se ha hablado y discutido. No te exagero, lector querido, al decir que la venta de estos polvos ha bastado para hacerme rico, pero aborrezco y condeno, por sistema, el secreto en la preparación de medicamentos, que muchos califican y con justicia, de chapucería y mistificación. Mis remedios no tienen porqué temer la luz del día; que cada uno examine y escoja lo que mejor le parezca.

Hinojo. (Foeniculum officinale All.)

La ramita de hinojo, con su grano, nunca debe faltar en el herbolario casero, por la frecuencia con que se repite la dolencia que con él se corrige: los cólicos y las afecciones espasmódicas que son su secuela inseparable.

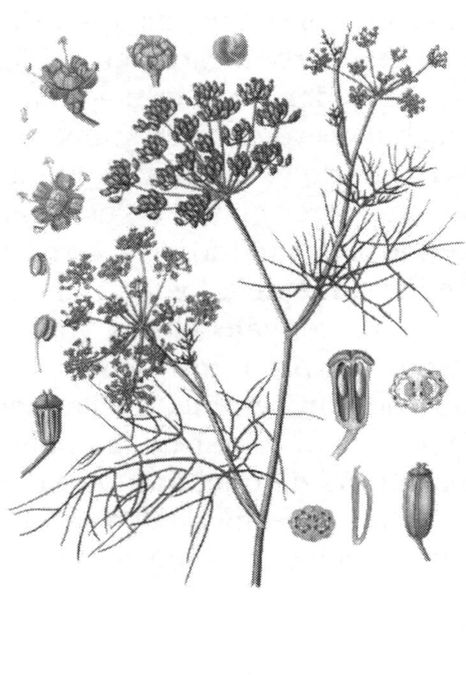

Tan pronto como se sientan los síntomas del padecimiento, póngase a hervir de 5 a 10 minutos una taza de leche con una cucharada de hinojo y tómese bien caliente. El efecto es casi tan rápido como saludable. Enseguida cesan los espasmos y con ello desaparece paulatinamente el cólico. Al mismo tiempo se ayuda al tratamiento interno, aplicando al bajo vientre un paño empapado en una mezcla, mitad de agua y vinagre, caliente.

El hinojo en polvo, usado como especia en la comida, sirve pura expeler los gases del estómago y del baje vientre. Este polvo se obtiene tostando al horno, ó por otro procedimiento análogo, los granitos del hinojo que después se muelen en un molinillo ordinario de café.

El aceite de hinojo se expende en las boticas.

El uso del hinojo para lavar los ojos enfermos, es muy conocido. Al efecto se cuece en un poco de agua, media cucharada de polvo de hinojo y con este cocimiento se lavan los ojos tres veces al día. Más enérgicos son los vapores en los ojos, sobre todo para la limpieza de los mismos.

Como en todo baño de vapor, en la cabeza empleo al menos, media cucharada de polvo de hinojo como resolutivo; el mismo baño, sirve al propio tiempo para los ojos.

Efectos análogos a los del hinojo se obtienen con el anís y el comino; por cuya razón se usan a menudo los tres ó dos de ellos combinados.

Hipérico ó lupérico. (Hypericum perforatum L.)

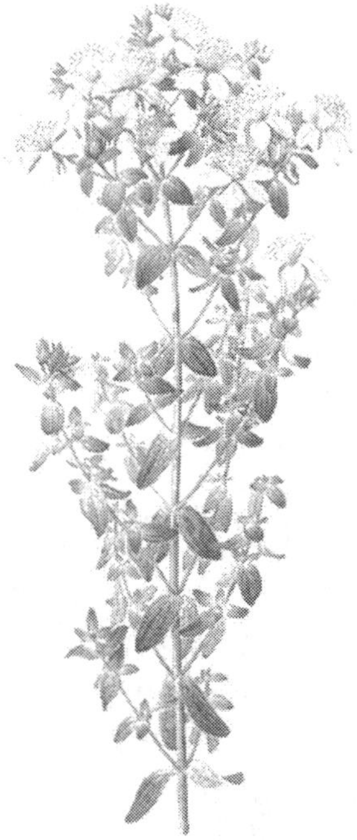

Por sus extraordinarias virtudes medicinales le daban algunos antiguamente el nombre de “hierba de las brujas”. Hoy apenas se conserva memoria de sus buenas cualidades.

Se emplea particularmente para combatir los males de los riñones. Si a la infusión de hipérico se agrega una pequeña cantidad de áloe en polvo, su acción es tan eficaz, que pronto se manifiesta en la orina, arrastrando con ella gran cantidad de sustancias morbosas.

Con esta infusión de hipérico se

corrigen fácilmente los dolores de cabeza que provienen de sustancias acuosas ó mucosidades que se depositan en la región superior, ó de gases que convergen hacia ella, la opresión del estómago, así como también las mucosidades ligeras del pecho y de los pulmones.

Muchas madres de familia la dan a los niños que tienen propensión a orinarse sin darse cuenta de lo que hacen y les va bien con tan sencillo remedio.

Cuando no se tiene a mano esta planta puede sustituirse por la aquilea (Achillea millefolium L.)

Linaza. (Linum usitatissimum L.)

Conocidas y usadas por todo el mundo son las cataplasmas de linaza, que producen efectos muy semejantes a los obtenidos con el fenugreco, obrando como refrescantes, resolventes y depurativas. Pero yo doy al último la preferencia porque tiene virtudes más enérgicas y activas.

Llantén. (Plantago lanceolata L.)

Cuando los trabajadores del campo se causan alguna herida, buscan apresuradamente hojas de llantén y se ponen a estrujarlas y exprimirlas hasta que logran sacarlas algunas gotas de savia, que aplican a la herida, ó bien directamente ó humedeciendo con ellas un trapito, con el que cubren aquella.

Si las hojas se niegan a dar algunas gotas de jugo poniéndose tan solo húmedas en la superficie, el herido debe colocar las hojas sobre la parte dañada. Que este es un excelente vendaje aunque primitivo, lo demuestra la rapidez con que se cura la herida. La savia de llantén cicatriza la herida como si la cosiera con hilo de oro, pues no deja que se presente la gangrena ni ninguna clase de podredumbre.

No es menos benéfica la influencia que esta planta ejerce tomada al interior. Todo el que quiera atender como es debido a la conservación de su salud, debe procurar hacer acopio de estas hojas en primavera o verano, machacarlas y exprimir la savia para los expresados fines. Si todos los que viven en el campo hiciesen esto, se evitarían innumerables dolencias que provienen de la impureza de la sangre y de los jugos pútridos que, a manera de gérmenes venenosos se desarrollan en el

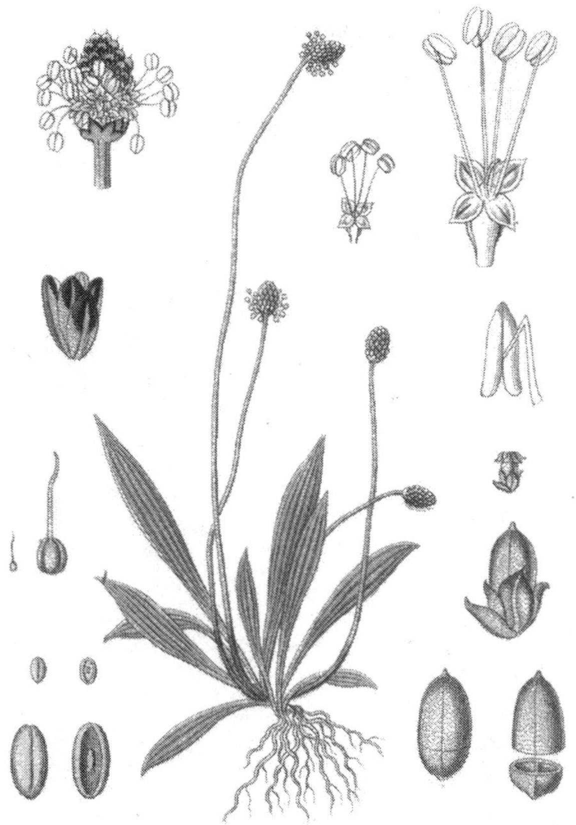

organismo y causan en él más perjuicios que las heridas sangrientas.

Las hojas de llantén secas, tomadas en infusión sirven para disolver las mucosidades. A esta cualidad excelente se deben los elogios que, de vez en cuando, hace de esta planta la prensa.

La generalidad de las gentes se ven obligadas a pagar caro lo que la naturaleza les ofrece gratis. Tú, querido campesino, sigue mi consejo: recoge tú mismo la planta y prepárala para tu farmacopea. Cuando menos sabrás que la mercancía que llevas no esta adulterada.

Se prepara también una infusión de muy buenos efectos mezclando por mitad, con las hojas de llantén la pulmonaria (Pulmonaria officinalis L.).

Lupinale ó aloba (Trigonella foenum graecum L.)
(Ver Fenugreco)

Malva Real. (Ahthaea rosea L.)

En todo jardín debe ocupar esta planta un lugar preferente. A los vistosos colores con que el divino Hacedor ha adornado sus flores, corresponden las inapreciables virtudes medicinales que cada una de sus hojas encierra. La flor de malva, especialmente la negra, usada en infusión, cura los males de garganta y resuelve las mucosidades del pecho. De ordinario se usa mezclada con el verbasco ó gordolobo. Se emplea así mismo con excelente resultado, en la preparación de vapores, ya para tomar vahos o para aplicarla a los oídos.

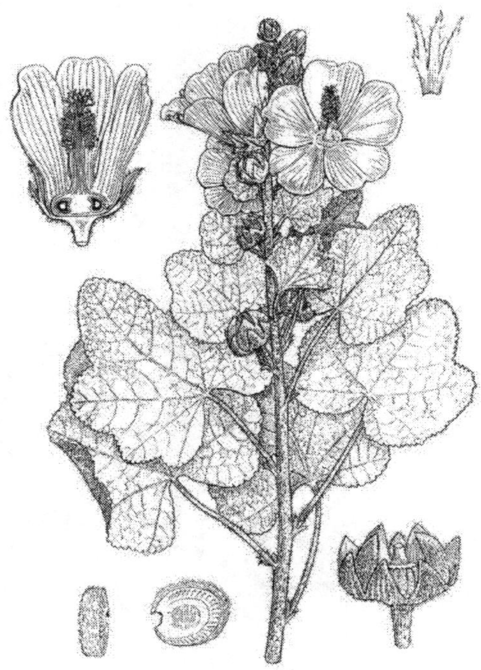

Malvabisco. (Althaea oflicinallis L.)

La infusión de malvabisco es una bebida tónica que se recomienda en los resfriados. Sin embargo, yo la empleo poco y la conceptúo casi perjudicial, porque, dado su carácter viscoso, quita el apetito e incluso puede perjudicar al estómago. Esta es la razón de que yo la tenga en tan poca estima, y aún confieso ingenuamente que la creo más perjudicial que ventajosa para la salud, por cuya razón la sustituyo con otras plantas que dan mejores resultados.

Menta piperita y menta acuática

Las dos clases de menta se diferencian muy poco en sus aplicaciones medicinales y en sus efectos, por más que doy la preferencia a la menta acuática que es más enérgica. Es una de las sustancias que se emplean para fortalecer el estómago y ayudar la digestión. Su olor especial indica ya la importancia que tiene como planta medicinal.

Aplicando en la frente la menta, se mitigan los dolores de cabeza por fuertes que sean.

Con una taza de infusión de menta, por la mañana y tarde, se favorece la digestión y se adquiere un aspecto que revela salud y frescura.

El mismo resultado se obtiene con el polvo de menta del que puede tomarse una ó dos puntas de cuchillo en los alimentos ó en agua, todos los días.

Las personas anémicas, las que son propensas a sufrir palpitaciones del corazón, ó nauseas y vómitos frecuentes, encontrarán notable mejoría con el uso constante de la infusión y polvo de menta.

Dicha infusión, tomando diariamente una taza con una mezcla de agua y vino a partes iguales, sirve para quitar el mal olor del aliento.

El cocimiento de menta preparado con vinagre, calma los vómitos de sangre, tomando diariamente dos cucharadas pequeñas. La misma infusión tomada con leche caliente, sirve para calmar los dolores de vientre.

Tan excelentes servicios y buenas cualidades la hacen acreedora de un lugar preferente en nuestros huertos y jardines. El agradable olor que despide la planta al simple contacto remunera, por sí solo, el trabajo que cuesta su cultivo.

Miel

Los antiguos sostenían que la miel "ponía a veces un remiendo a la vida", mientras que, por el contrario las generaciones posteriores patrocinaron la doctrina de que los jóvenes debían comer con mucha parsimonia esta golosina.

Por mi parte he hecho uso frecuente de la miel y me ha dado siempre los mejores resultados, como resolvente, confortante y purgativo.

El empleo de la miel en las infusiones para curar los catarros y resolver las mucosidades es muy antiguo. Los campesinos usan mucho el unguento de miel para combatir las inflamaciones exteriores y en realidad el que no posea la práctica suficiente para aplicarlas al tratamiento hidroterápico correspondiente, le recomiendo decididamente este sencillo al par que eficaz remedio, con preferencia a cualquier otra untura. Su preparación no puede ser más sencilla. En una cantidad compuesta por mitad de miel y de harina de flor, se vierte un poco de agua y se agita bien la mezcla hasta que trabe perfectamente, cuidando de que la masa quede bastante dura.

Usada al interior produce también buenos resultados pero conviene tomarla en unión con alguna de las infusiones recomendadas para el caso; de lo contrario el extracto resulta demasiado fuerte y antes de pasar de la garganta ha dejado ya una impresión demasiado desagradable. Por lo demás esta recomendado en inflamaciones ligeras del estómago.

El que sienta dificultad para tragar, como consecuencia de alguna afección catarral ó dolencia semejante, que haga hervir una cucharada de café de miel en 1/4 de litro de agua. Es un excelente gargarismo para los cantores, ya que a un gusto agradable une un carácter totalmente inofensivo.

El agua de miel para los ojos, confortante a la vez que purificante, es bien conocida. Se prepara haciendo hervir una cucharada pequeña de miel en ¼ de litro de agua, durante cinco minutos. En esta infusión se moja el trapito de los ojos.

Aún debo hacer una observación importante. Conozco a un caballero de más de 80 años de edad, que se prepara él mismo el vino de mesa, del modo siguiente: Vierte una cucharada de miel de buena calidad en agua hirviendo y la deja cocer un rato. No se necesita más para obtener una bebida agradable, sana y confortante. El sujeto mencionado sostiene que a este vino de miel debe su buena salud y robustez en edad tan avanzada. No lo niego; porque yo mismo lo he preparado muchas veces, lo he visto beber con frecuencia y aún he bebido algún vaso y puedo afirmar que purifica, alimenta y robustece y es además laxante. Por lo tanto pueden usarlo con ventaja toda clase de personas. También los antiguos alemanes atribuían, según refiere Tácito, a la hidromiel que ellos preparaban con gran perfección la buena salud de que, por regla general, disfrutaban y la edad avanzada que solían alcanzar. Más adelante daremos a conocer la receta para fabricar esta bebida, que ninguno que estime las antiguas tradiciones alemanas debe despreciar ni relegar al olvido.

Mírtila ó arándano. (Vaccinium myrtillus L.)

La divisoria de los meses de Julio y Agosto es la época del año en que la campiña ofrece mayores atractivos para los niños; entonces maduran las mírtilas, cuyo fruto constituye una golosina para los rapazuelos. Tampoco lo desprecian los viejos. En las plazas de las grandes poblaciones se ofrece a la venta en cestas y los muchachos compran por unos cuantos céntimos un puñado de dicho negro fruto. Las amas de casa inteligentes no dejan de tostar todos los años una porción de la mírtila para guardarla, pues tiene numerosas aplicaciones en la farmacopea casera. En un frasquito de aguardiente se echan de 2 a 3 puñados de mirtilas y al cabo de algún tiempo se obtiene un licor precioso, que cuanto más se le guarda más gana en fortaleza.

Los granos empapados en el aguardiente ó secos al natural, tomados al interior, son un excelente remedio contra las diarreas ligeras hay muchos que, padeciendo de este mal, para evitar una sorpresa en el paseo, llevan consigo algunas de estas píldoras naturales y obtienen los mejores resultados.

Las diarreas fuertes y pertinaces, acompañadas de grandes dolores y a veces de evacuaciones sanguíneas, se cortan con una cucharada del aguardiente de mírtila, diluida en 1/8 de litro de agua templada, cuya toma se puede repetir a las 8 ó 10 horas. Pocas veces será necesaria una tercera toma. Como se ve, el remedio es tan eficaz como inofensivo.

En los ataques de disentería este aguardiente favorece, de un modo notable, la acción de las prácticas hidroterápicas exteriores, como paños calientes de agua y vinagre en el bajo vientre. La tintura de arándano es la primera y principal de todas las que figuran en nuestra farmacopea casera. Aparte de las aplicaciones indicadas es siempre un buen remedio en los males del bajo-vientre. La dosis se evalúa con arreglo al grado que ha alcanzado la dolencia: la mínima es de 10 a 12 gotas sobre un terrón de azúcar; la media de 30 gotas y la máxima de una cucharada de café diluída en agua templada o en vino, empleándose unas seis cucharadas de líquido.

Ortiga. (Urtica dioica L.)

Es una de las plantas más despreciadas. Hay personas tan nerviosas y sensibles que se estremecen y sienten su picadura con solo oír su nombre. No hay motivo para tanto. Parece ser que un viajero de Bohemia ha escrito un folleto sobre las ortigas, su importancia y sus aplicaciones. A mi parecer, ha hecho una buena obra y alabo su buen pensamiento; porque la pobre planta tiene grandísimo valor para los que saben apreciarla.

Las ortigas acabadas de coger de la tierra, secas y empleadas en infusión sirven para resolver las mucosidades que se depositan en el pecho y los pulmones y limpian el estómago de impurezas, que se eliminan principalmente por la orina.

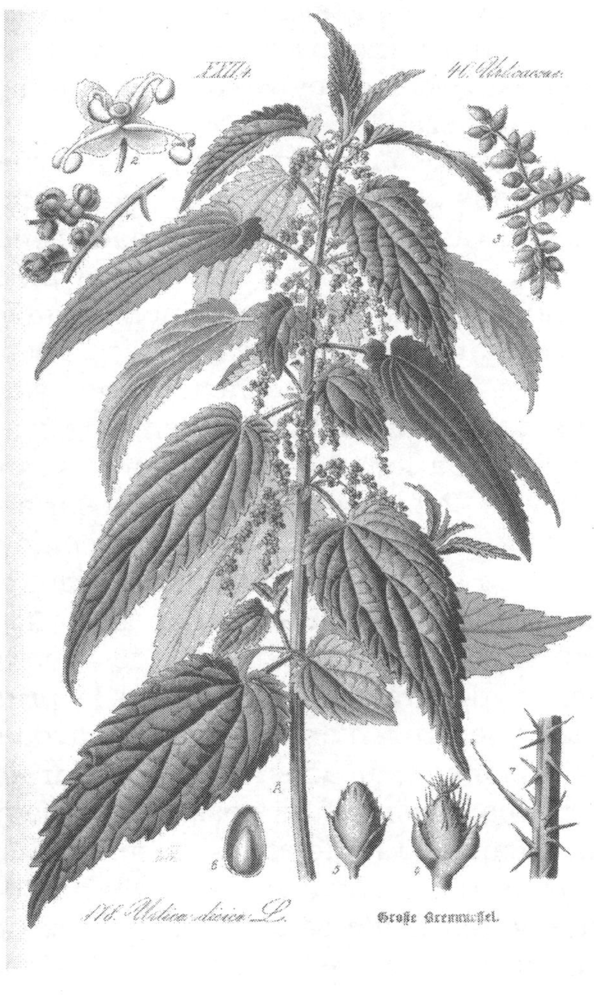

Aún es más enérgica la acción que ejercen las raíces de ortigas, ya se empleen frescas en verano ó secas en invierno. La hidropesía incipiente se corrige con la infusión de raíces de ortigas; que sirve además para eliminar los jugos pútridos que se depositan en el interior del organismo.

En verano se purifica la sangre tomando con alguna frecuencia ortigas cocidas, como las espinacas.

Muchos aficionados tiene la sopa de hierbas; pues bien, la sopa de picadillo de ortigas es tan saludable como nutritiva.

Para combatir el reuma frótese el lugar donde se sienta el dolor con ortigas frescas; enseguida se experimentará un alivio que suple con ventaja al terror que produce su picadura.

Polvo de cartón vegetal

Se prefiere para prepararlo, la madera de tilo, que da un polvo muy fino, pero en su defecto, puede sustituirle otro cualquier carbón vegetal. En todo caso es mejor cuanto más fresco, es decir recién sacado del fuego. Entonces se machaca hasta obtener un polvo muy fino.

Sirve para facilitar la digestión y debe emplearse principalmente cuando, a consecuencia de una enfermedad, han quedado resentidos los órganos digestivos. Los convalecientes prefieren tomarlo en leche con azúcar, echando una cucharada ordinaria, para tomarlo una ó dos veces al día. Aunque el medicamento parezca extraño, no es menos eficaz por eso.

Los tísicos pueden tomar diariamente, en diferentes veces, dos cuartillos de leche, echando en cada vaso de media, una cucharada del expresado polvo.

Tomado de esta manera es un confortante inapreciable en las enfermedades de los riñones.

Si se espolvorean con él las llagas purulentas, úlceras etc., una ó dos veces al día, absorbe y chupa el pus de tal forma, que facilita sobremanera la formación del nuevo cutis.

Primavera. (Primula officinalis L.)

De las prímulas sólo posee virtudes medicinales dignas de aprecio la de color amarillo oscuro, que en su peculiar aroma revela bien a las claras los jugos saludables que encierra. Pero si se mascan dos ó tres de estos pequeños cálices es cuando se observará la virtud medicinal que allí se encierra.

El que haya sufrido ó tenga propensión a los padecimientos reumáticos tome todos los días con alguna constancia una taza de infusión de prímula y enseguida sentirá alivio en los dolores, que se irán mitigando hasta desaparecer por completo.

Pulmonaria. (Pulmonaria officinalis L.)
Véase llantén y sus aplicaciones

Purgante número 1

Según he hecho notar en otro lugar, hace 40 ó 50 años la gente de buen tono se hacía sangrar en época determinada del año y en otro cuarto de luna, que se tenía cuidado de marcar en el Calendario de la casa, se tomaba un purgante, si causas imprevistas no obligaban a repetirlo en distinta fase lunar.

Aún hay en nuestros días personas que creen de absoluta necesidad barrer, de vez en cuando, el estómago con una de esas aguas purgantes, cuyos maravillosos efectos se ponderan con bombo y platillo.

Seria cosa de reír si el lado serio de la cosa no hiciera llorar muchas veces. En realidad tal preocupación no esta destituída de fundamento, dado el género de vida de grandísimo número de personas, la clase y cantidad de manjares y bebidas que usan y otras circunstancias que no es el caso enumerar.

Si el estómago, repleto hasta la exageración ó atormentado por manjares insanos pudiera quejarse a gritos y pedir auxilio contra tamaño desafuero, habría que taparse los oídos. Pero obligado a engullir cuanto se le embucha, tiene que resignarse a sucumbir paulatinamente a los malos tratamientos.

Ante todo llévese un género de vida racional; trátese con miramiento y prudencia a este obrero, encargado de elaborar todas las primeras materias que pasan luego a los diferentes aparatos del organismo humano.

Si lo que no es difícil, sus funciones sufren algún tropiezo imprevisto, evítese resueltamente el uso de laxantes enérgicos, cualquiera que sea el nombre con que se les bautice. Se entiende por laxante toda sustancia que sirve para favorecer las evacuaciones y fomentarlas, sin daño de para salud y sin menoscabo de las fuerzas naturales del cuerpo. Verdad es que no todos tienen este sencillo concepto de los laxantes. Pero las sustancias vegetales que yo recomiendo para este objeto son inofensivas, primera y precisa condición de todo purgante, no penetran a saco en el estómago como enemigos, sino que le ayudan, le dan una mano para levantarle de su inesperada caída y devolverle la actividad por un momento perdida, cooperando a la formación normal de los jugos gástricos y a la regularización de todas sus funciones.

Durante largo tiempo he investigado las propiedades de las plantas medicinales, a fin de escoger para los expresados fines aquellas que, uniendo su propia acción a la del estómago, viribus unitis, le ayuden y a la vez que le dejen libre de las impurezas que le molestan y perturban, le devuelvan las fuerzas que necesariamente han de quitarle para realizar esa limpieza. De esta manera no se interrumpen sus funciones un solo instante ni siquiera sufren la menor perturbación.

Dos clases de infusión ó té he obtenido como resultado de mis prolijos estudios, cuya preparación voy a exponer a fin de que todo el mundo pueda sacar provecho de mi trabajo y hacer a los demás participes de sus ventajas.

No soy yo el que ha dado nombre a la criatura; un caballero a quién devolvió la salud, normalizando las funciones de su estómago, antes muy perturbadas, le dio el título de "escarbador" (Wühlhuber) que han conservado los muchos miles de personas a quienes ha prestado inapreciables servicios. En todos los países vecinos: Suiza, Austria y aún en Hungría es bien conocido. He aquí la primera receta para hacer el expresado purgante:

Tómense dos cucharadas de hinojo molido, dos de bayas de enebro machacadas, una de fenogreco y otra de áloe en polvo; mézclense bien todas estas sustancias y guárdense dentro de una vasija tapada, en lugar seco. Cuando se quiera usar se toma una cucharada pequeña de la mezcla, se cuece en una taza agua por espacio de un cuarto de hora y se toma, caliente ó fría, con ó sin azúcar. La mejor hora para tomarla es antes de acostarse. El purgante tarda en obrar de 12 a 30 horas, según las naturalezas.

Las personas robustas pueden tomarla dos días consecutivos. Por el contrario, las naturalezas débiles harán bien en repartir una taza para dos ó tres días, tomando en cada toma cinco ó seis cucharadas. Sin molestias de ninguna clase percibirán la inofensiva pero eficaz acción del escarbador, que busca en el interior las materias que han de salir fuera.

No obstante en algunos casos se siente el bulle-bulle aunque no se descubren sus resultados; es que no siempre hay sustancias e inmundicias que barrer y en tal caso este purgante no produce esas evacuaciones que no hacen otra cosa que debilitar la naturaleza.

Esta infusión promueve también la orina; su eficacia se extiende hasta eliminar las mucosidades del pecho.

Me han ocurrido frecuentes casos en que este purgante, aplicado al cabo de algunos días de penosa y persistente diarrea, limpió las últimas impurezas que se alojaban en el estómago restableciendo después de tan peligrosa revolución, una calma duradera y profunda. En tales casos basta una taza pequeña al día, repartida en tres veces.

Purgante número 2

La segunda receta para hacer la purga es del tenor siguiente:

Dos cucharadas de hinojo molido;
tres cucharadas de bayas de enebro machacadas;
tres cucharadas de raíz de saúco en polvo;
una cucharada de fenogreco;
una cucharada de áloe en polvo.

Aunque esta infusión promueve también las evacuaciones, su acción no tanto se dirige al estómago y a los intestinos, como a los riñones y a la vejiga, cuyas impurezas barre y elimina, mezcladas con la orina. Todo el que sienta molestia en el bajo vientre, en la región de la vejiga, ó tenga dificultad en la orina, ardor en la vejiga y en los riñones; ó que sienta los preludios de la hidropesía, debe acudir sin tardanza a este purgante.

En cuanto al uso obsérvense las mismas prescripciones dadas para el primero.

Cola de caballo. (Equisetum arvense L.)

Todo lo que yo pudiera decir es poco para enaltecer las virtudes medicinales de esta planta, que lo mismo sirve para limpiar y purificar el interior del cuerpo humano que para quitar las manchas de la vajilla.

Es uno de los remedios más eficaces para curar antiguas llagas, heridas en que se manifiesta la gangrena y en toda clase de inflamaciones, aún las gangrenosas; lava, resuelve la materia y quema la parte dañada. Tiene diferentes usos: ó como cocimiento en lavados, envolturas y cataplasmas; ó en

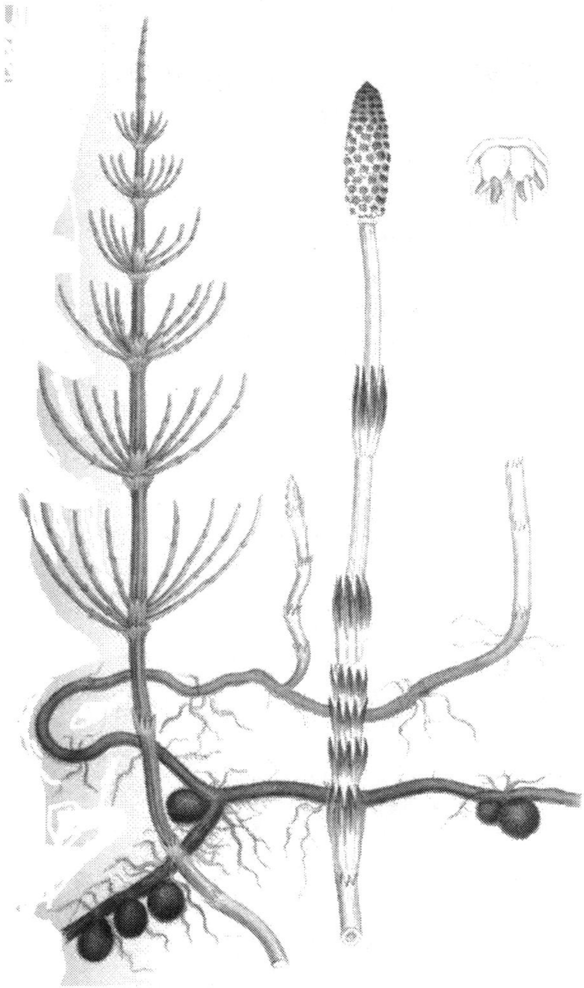

compresas y paños empapados en el mismo cocimiento que se aplican sobre la llaga y también para baños de vapor.

Los demás detalles relativos a su empleo se darán al hacer la descripción de las respectivas enfermedades (Tercer tomo de esta obra).

Aún son más numerosas las aplicaciones de esta planta al interior.

Su infusión, que es en todo caso inofensiva, limpia el estómago; mitiga los dolores del mal de piedra y proporciona gran alivio a los que padecen de la orina, en cuya dolencia no hay remedio que le sustituya. De ordinario se toma una taza cada dos, tres ó cuatro días, según los casos. Para las mismas dolencias se recomienda el uso de los vapores de esta planta, aunque deben aplicarse a prescripción facultativa. Los enfermos que hagan uso de ellos tomarán, además, una taza de su infusión todos los días.

En las hemorragias y vómitos de sangre presta inapreciable servicios, si se aplica inmediatamente. He visto casos en que a los cinco minutos se ha contenido la hemorragia. Si ésta se produce por las narices se corta absorviendo por ellas la infusión, que suele producir efecto rápidamente.

Las personas que padecen flujos de sangre encontrarán alivio seguro tomando una ó dos tazas de esta infusión todos los días.

Como quiera que estos males se presentan casi siempre de una manera imprevista, conviene tener siempre acopio de esta planta en la farmacopea casera.

Romero. (Rosmarinus officinalis L.)

Si las ramitas y las florecitas de este arbusto hacen tan importante papel en fiestas y solemnidades de la vida, no es menos imprescindible la preciosa planta en una farmacopea casera bien organizada.

El romero es un excelente estomacal. Tomado en infusión, limpia el estómago de mucosidades, despierta el apetito y fomenta la digestión. Entre los remedios caseros, este debe ser uno de los más queridos y el que quiera lograr uno de los fines indicados, tome por la mañana y por la tarde dos, tres ó cuatro cucharadas de infusión de romero que no tardará en anunciar su presencia en el estómago liberándole de dichas mucosidades.

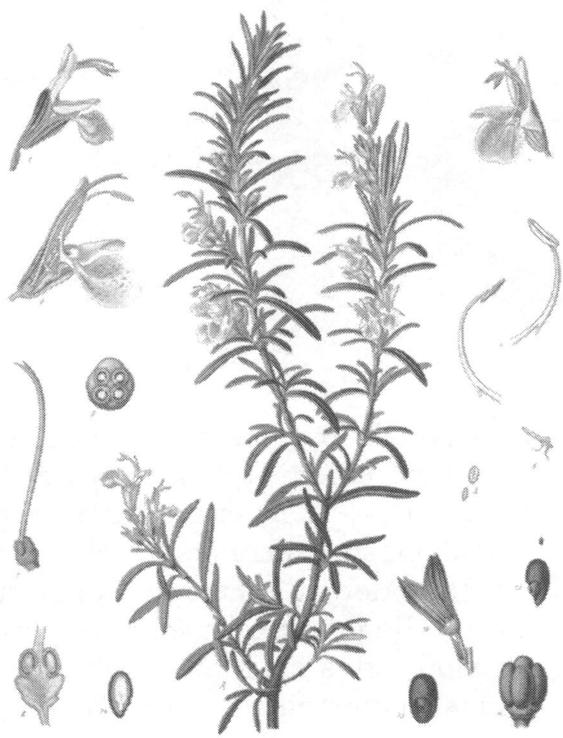

El vino de romero, tomado en pequeñas porciones es un remedio muy eficaz contra los males del corazón, porque obra como calmante y en la hidropesía del corazón segrega por la orina los jugos morbosos.

El mismo efecto produce el vino de romero en el tratamiento de la hidropesía ordinaria. En uno y otro caso tómese diariamente, por la mañana y por la tarde, 3 ó 4 cucharadas, ó un cortadillo del agradable licor, al que se cobrará afición muy pronto.

La preparación de este vino es por extremo sencilla: En una botella se echa un manojito de hojas y ramitas de romero, cortadas en pedazos menudos, se llena de vino bueno, blanco si puede ser y al cabo de siete ú ocho horas puede usarse la infusión ó vino de romero.

Las mismas ramas pueden servir para dos botellas.

Ruda. (Ruta graveolens L.)

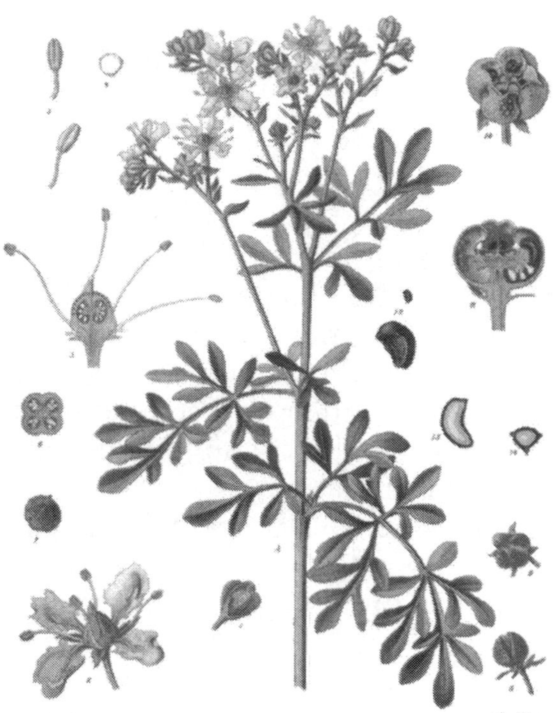

No son suficientemente conocidas las propiedades medicinales de esta planta. Como otras muchas, se nos anuncia esta por su olor pronunciado, como si quisiera indicarnos que esta siempre dispuesta a ayudar al hombre, para el que ha sido creada, mitigando alguna de sus muchas dolencias. ¡Ójala que todos entendiesen ese lenguaje de las plantas!

La ruda obra como confortante y con bastante energía, en cualquier parte que se aplique. Con solo mascar una hoja se siente su acción sobre la lengua; por su sabor deja en la boca una impresión refrigerante, que se extiende y persiste como el aroma del incienso.

En las congestiones, ó sea agolpamiento de sangre en la cabeza, en la pesadez de este órgano y en los vahídos, se nota desde luego la eficacia de la infusión de ruda. No es inferior aquella para corregir las dificultades de la respiración, las palpitaciones del corazón y todos los males del bajo vientre, incluso las afecciones espasmódicas, etc., que tienen su raíz y fundamento en la debilidad general ó parcial del organismo. Recomiendo el uso de esta infusión especialmente a las personas propensas a la anemia, al histerismo, afecciones espasmódicas, etc.

Puede sustituirse esta infusión por el espíritu de ruda, del que sólo se tomarán en los casos indicados de 10 a 12 gotas en azúcar.

Análogos usos tiene el aceite de ruda, cuya preparación es como sigue: se machacan hojitas de ruda secas y se echan en un vaso; se vierte sobre ellas aceite de oliva fino y se pone a cocer a fuego lento. Cuando el cocimiento esté a punto se cuela y puede usarse inmediatamente. Al interior debe tomarse en gotas.

Salvado

Cuan neciamente se conducen los hombres en muchas cosas, lo demuestra el desprecio ó mal uso que se hace de esta sustancia que, conteniendo elementos más sanos y acaso más nutritivos que la misma harina, se da a los cerdos. Más cuerdo sería dar a lar personas débiles, niños especialmente, pan fabricado con salvado, que reúne en alto grado las dos condiciones esenciales, de ser sano y nutritivo.

A los anémicos, convalecientes y niños debe dárseles siempre alimentos de fácil digestión. No hay cosa más digestiva que el cocimiento de salvado, que es como el extracto del fruto mismo[6].

He aquí cómo se prepara. Tómese salvado de trigo y hágase cocer tres cuartos de hora con agua. Acto continuo se exprime bien el salvado, se mezcla el cocimiento con un poco

6. Esto no causará sorpresa al que sepa que en las cortezas (vulgo mondarajas) de las manzanas, peras etc., existen sustancias más nutritivas que en la fruta misma. No hay más que hacer la prueba del vinagre, con la fruta y su corteza y se verá confirmado mi aserto.

de miel y se vuelve a hervir la mezcla otro cuarto de hora . De este cocimiento ha de tomar el paciente medio litro diario en dos veces. El pan de flor mojado en el mismo, constituye un buen alimento.

No conozco bebida más sana para los niños y personas de edad avanzada.

¡Ójala que todos volviésemos a tener en la debida estima estos alimentos, sencillos, a la par que sanos y nutritivos!

Salvia. (Salvia officinalis L.)

El que tenga jardín al lado de su casa, no debe olvidar esta planta, que es de mucha utilidad a la vez que de adorno Si está al paso del público podréis observar cómo algún transeunte toma una hoja y se frota con ella los dientes. Ese no ignora que la salvia es un gran purificante.

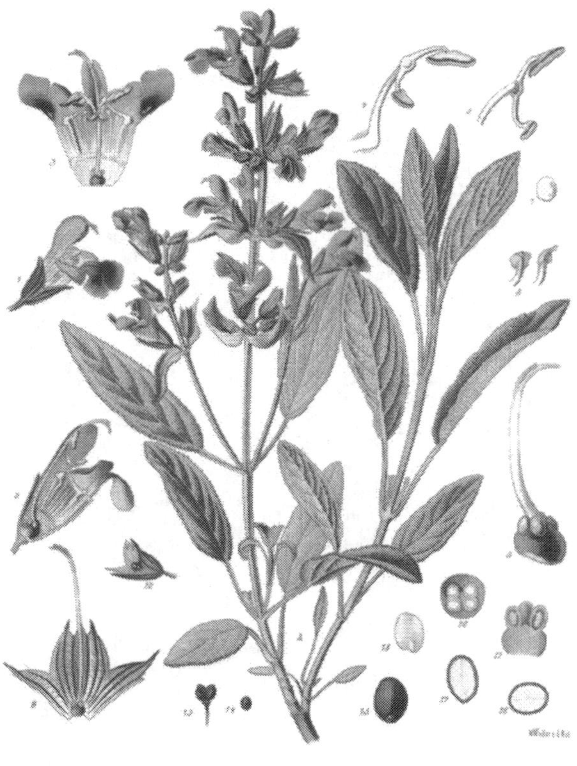

Las heridas, cuando han entrado en el periodo de supuración, se curan pronto y bien, si se lavan con un cocimiento de salvia. La infusión de salvia limpia las mucosidades de la garganta, de la faringe y del estómago.

La salvia, hervida con agua y vino y tomada al interior, purifica los riñones y el hígado.

Más eficaces son sus efectos si con ella se mezcla, por mitad, ajenjo y la mezcla se prepara en infusión.

El polvo de esta planta medicinal, mezclado, como la pimienta, el azúcar ó la canela, en los alimentos, produce los mismos efectos que tomada en infusión.

Sándalo

Es un polvo rojo procedente de la planta que lleva este nombre y se usa mucho en el tinte. Se encentra en cualquier botica.

Yo lo mezclo con la infusión de visco, tomando para obtener la mezcla, una cucharada de hojas de visco y dos puntas de cuchillo de sándalo, resultando una infusión más fuerte. Véase Visco ó muérdago.

Sanguinaria mayor ó polígono de los pájaros
(Polygonum aviculare L.)

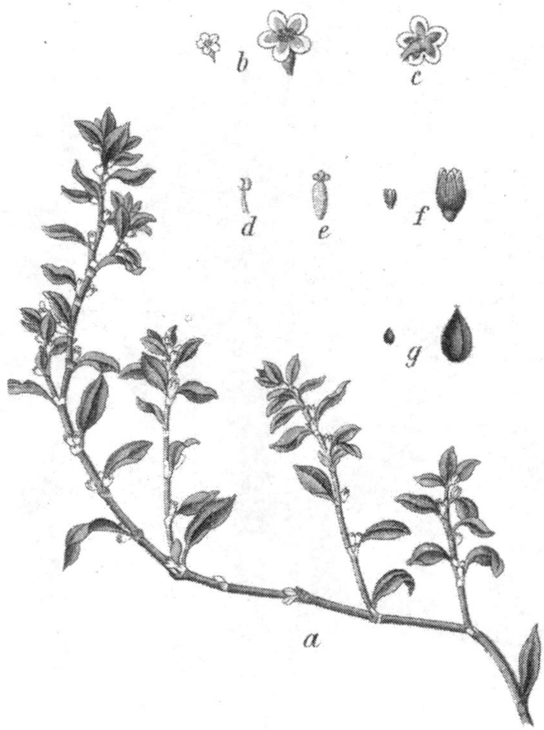

Alrededor de las casas de campo y de los cortijos, al borde de los caminos y sitios análogos crece con profusión una planta, cuya superficie aparece llena de nuditos a manera de polígonos, de donde le ha venido el nombre. Se la reconoce por las diferentes ramificaciones que parten del tronco central, cuya longitud, a veces, pasa de un metro. Con ella se prepara una infusión empleada con éxito contra los males de piedra.

Un caballero sufrió durante algunos años agudos

dolores en los riñones y con la orina salía, de vez en cuando, arena y piedra. Por espacio de algunos días tomó un par de tacitas de esa infusión, con la que arrojó gran número de piedrecitas, de diversos tamaños, desapareciendo los dolores. Obra así mismo como detergente y limpia los riñones y el hígado, el pecho y el estómago. Por todas estas cualidades no me cansaré de recomendar el uso de esta hierbecita.

Saúco común ó Jezgo. (Sambucus ebulus L.)

Crece este arbusto en los bordes de las selvas, sobre todo cuando se han hecho grandes cortas de árboles; alcanza más de un metro de altura; en Julio ostenta grandes flores blancas que en otoño se transforman en magníficas bayas, pesadas y lustrosas.

La infusión que se prepara con sus raíces se emplea para combatir la hidropesía y purificar los riñones. Podría citar algunos casos en que con esta infusión se ha curado por completo una hidropesía que había hecho ya bastantes progresos.

Sirve también para limpiar el bajo vientre de ciertos jugos impuros que se eliminan, bajo su acción, por la orina.

Los mismos efectos produce el cocimiento que se prepara con los polvos del saúco. Para prepararle se vierten en una taza de agua dos puntas de cuchillo de polvos y se reparte para dos veces, dentro del mismo día.

Al finar del otoño se recogen las raíces, se ponen a secar al aire libre, en la forma dicha y se guardan de esta manera ó reducidas a polvo en el botiquín de la casa.

Saúco negro. (Sambucus nigra L.)

En los buenos tiempos de nuestros mayores había siempre alguna mata de saúco cerca de las casas, ahora apenas se encuentra en ninguna parte. Y sin embargo merece que se le cultive con cuidado y siempre lo más cerca posible de nuestras viviendas, puesto que del saúco se utilizan las hojas, las flores, el fruto, la corteza y las raíces.

En primavera es necesario eliminar ciertas sustancias nocivas que durante el invierno se han acumulado en el organismo. ¿Quien no conoce esas afecciones primaverales, como erupciones, diarreas, cólicos y otros desarreglos?

El que quiera purificar la sangre y eliminar esas sustancias en primavera de una manera natural y sencilla, tome de 6 a 8 hojas de saúco y picándolas, como tabaco, hágalas hervir en agua durante diez minutos aproximadamente. En toda la temporada puede tomar una taza diaria de esta infusión, como una hora antes del desayuno, y encontrara notable alivio.

Porque este sencillísimo purgante de la sangre, limpia de maravilla la máquina del cuerpo humano, supliendo con ventaja a las píldoras, grageas y mil brebajes que se prodigan bajo las más halagüeñas formas y no pocas veces producen efectos desastrosos.

Cualquier época del año es buena para emprender esta operación de limpieza. Aún las hojas secas ó tostadas suministran una infusión que produce análogos resultados.

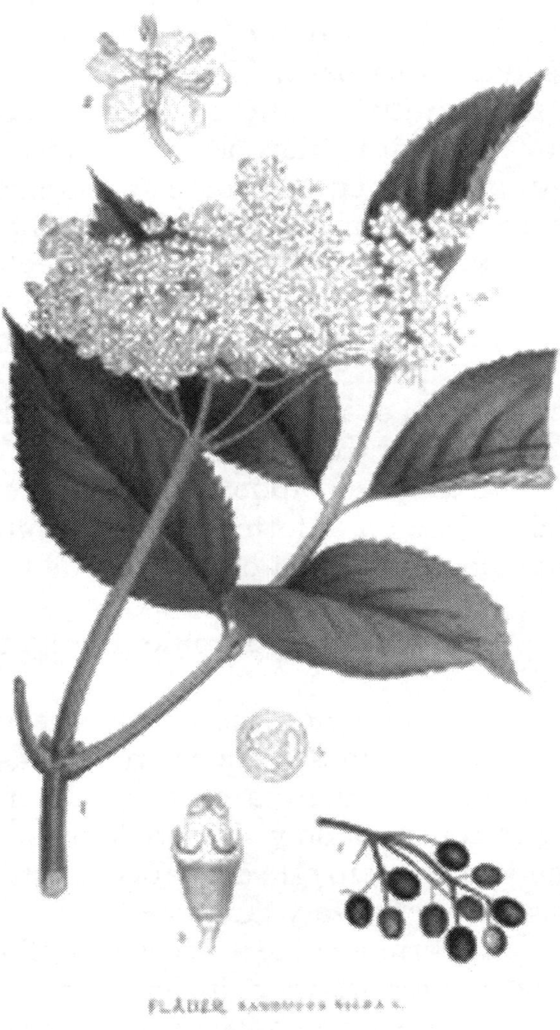

En algunos puntos de Alemania se preparan con las flores del saúco unas tortas que, según una creencia muy general, se toman como preservativo contra las calenturas.

Conozco un lugar muy propenso a esta enfermedad. Allí no faltan nunca en primavera, en todas las mesas, estos panecillos de flor de saúco o tortas febrífugas. No se me ha ocurrido someter esta sencilla costumbre a un examen crítico; pero desde luego recomiendo a sus partidarios que no la abandonen, puesto que tal alimento es, en todo caso, bueno y saludable.

La flor del saúco se usa también como purificante y es de las que no deben faltar en el botiquín casero. En los inviernos largos y fríos esta infusión puede ser muy útil como sudorífico y resolvente. En cambio nunca puede hacer daño.

Por su extraordinaria eficacia en fomentar la orina, la infusión de raíces de saúco en un gran antídoto contra la hidropesía, en lo que apenas tiene rival y se recomienda, además, por su carácter inofensivo.

La baya del saúco se usaba antiguamente para purificar la sangre en otoño. Al efecto se cocía y se tomaba como papilla. He conocido personas ancianas que tomaban esta papilla todos los años durante dos ó tres semanas de la estación mencionada, por cuya razón cultivaban alguno de estos arbustos cerca de sus viviendas. Nuestros antepasados no necesitaban hacer largos viajes para someterse a un tratamiento higiénico; cerca de sí tenían en el saúco y otros vegetales los medios de curarse a menos coste y muchas veces con ventaja.

Hace algunos años visité un lugar de los Alpes austriacos. Con placer observé que aún era tenido allí en gran estimación el árbol del saúco. Un viejo labrador me aseguró que no dejaban perder uno solo de sus frutos. Excuso decir que esta conducta me pareció tan racional como sensata. Las mismas aves buscan con afán esta planta, como si quisieran purificar con ella su sangre y fortalecerse antes de emprender sus emigraciones. ¡Lástima que el hombre, ofuscado por los artificios de una educación refinada, haya abandonado estas costumbres tan racionales!

La haya del saúco hervida con azúcar ó mejor con miel, se recomienda, en invierno, a las personas que llevan una vida sedentaria y hacen, por consecuencia, poco movimiento. Una cucharada de este cocimiento disuelta en un vaso de agua, suministra un magnífico refreno que limpia el estómago, favorece la orina y obra ventajosamente sobre los riñones.

Muchos tuestan las hayas y las toman, ya cocidas en forma de papilla, ó hervidas en infusión ó solas; de cualquier modo sirven para contener las fuertes diarreas.

Como se desprende de lo dicho se ha desterrado este árbol de nuestros huertos y jardines, a pesar de los grandes servicios que nos presta: ¡Ójala se restituya su cultivo como merece!

Tila. (Tilia grandifolia et parvifolia Ehrh.)

Ya se califica de retrógrados y anticuarios a los que recogen y usan esta flor, antes tan estimada. Pero yo les garantizo que obran perfectamente y deben conservar la antigua costumbre.

No hay mejor sudorífico que la infusión de tila. Por lo que a mí respecta tengo mis opiniones particulares en lo tocante al sudor y a los métodos que se emplean para provo-

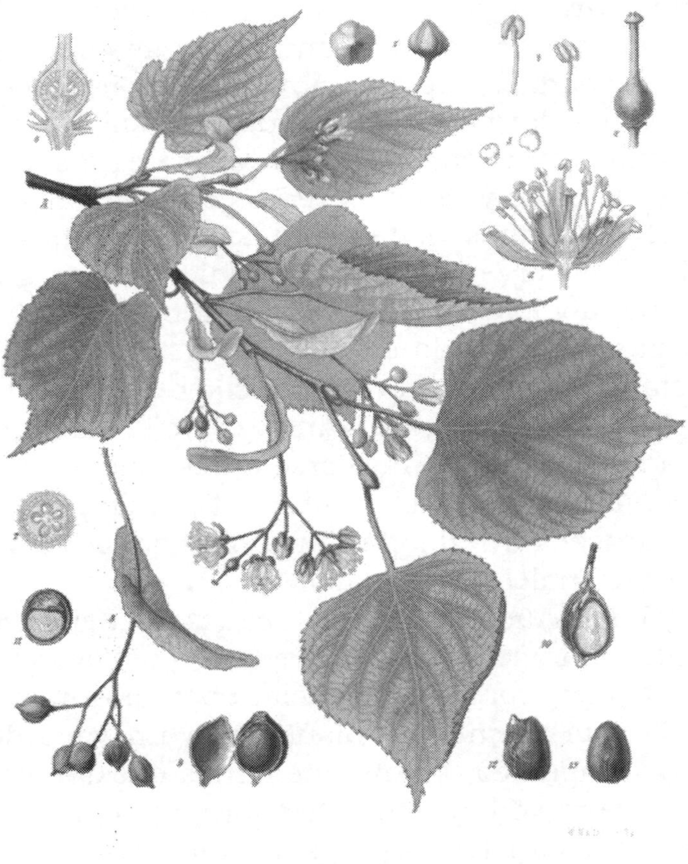

carle, atormentando a veces el cuerpo sin misericordia. En cambio no hallo inconveniente en que se aplique esta infusión en lugar de los vapores que en otro lugar he recetado para provocar la transpiración.

Es un excelente remedio contra la tos, aunque sea inveterada: contra la mucosidades de los pulmones y de la laringe y contra las afecciones del bajo-vientre que reconocen por causa las mucosidades formadas en los riñones.

En lugar de la tila, puede emplearse el hipérico, con ó sin mezcla de aquilea. Véase el hipérico ó lupérico.

Trébol febrino ó palustre. (Menyanthes trifoliata L.)

Se da principalmente en terrenos pantanosos y en las orillas de las corrientes de agua. En los pequeños pantanos ó remansos de agua sin salida, prospera fácilmente el trébol palustre. Ha tomado nombre de las tres hojas que ostenta su tallito y se le llama también trébol amargo, porque el amargor es su cualidad más sobresaliente.

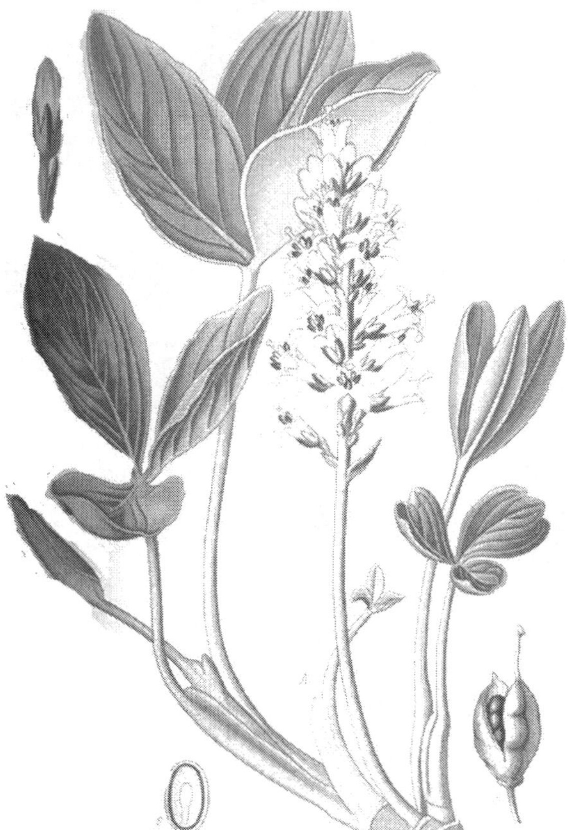

La infusión de trébol es un buen medicamento contra los males de estómago; favorece la digestión y fomenta la formación de buenos jugos gástricos.

Puesto en aguardiente da el "espíritu amargo" que produce los mismos resultados.

Tusilago ó fárfara. (Tussilago farfara L.)

El Creador ha hecho brotar de la tierra muchas hierbas y plantas útiles, que sin embargo se desprecian ó no se cuidan y aún se tiene un placer en hollarlas con las plantas de los pies. De este número es el tusilago, porque de ordinario se le considera como una mala hierba. Pero todo el que la conoce sabe que es un excelente remedio y la tiene en gran estima.

El tusilago se recomienda para limpiar el pecho y los pulmones: sirve para corregir la opresión del pecho y la tos, especialmente si se tiene propensión a la tisis. Al efecto se colocan las hojas sobre el citado órgano sujetándolas con un paño; su acción basta para mitigar el calor y hacer desaparecer la fiebre. Son también un remedio eficaz para

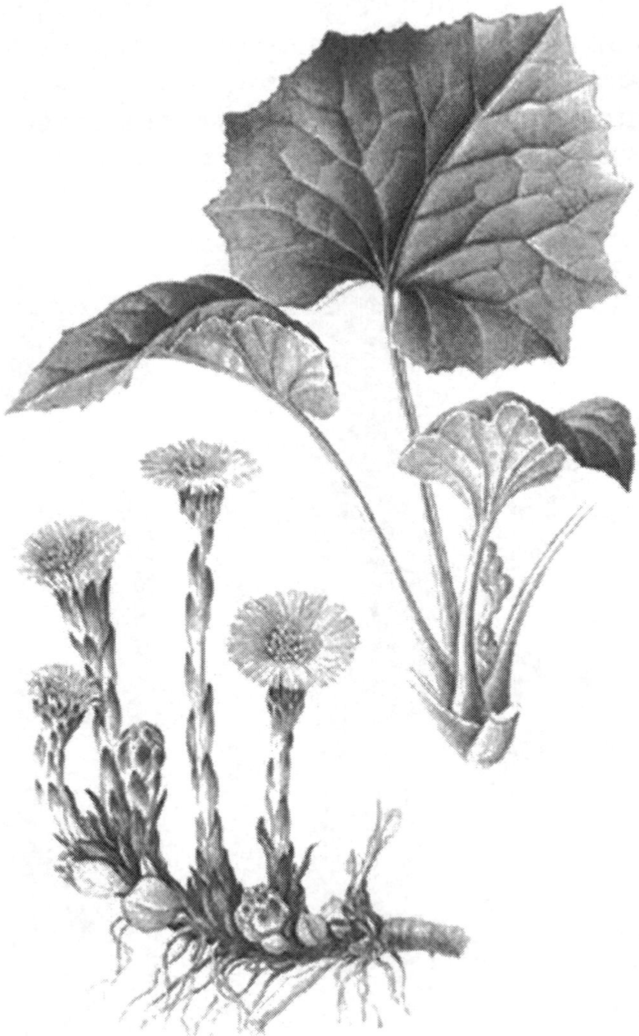

curar las hinchazones exteriores, porque apagan el ardor, atraen hacia afuera las sustancias dañinas y devuelven el color natural a la parte herida.

No es menos enérgica su acción para curar llagas abiertas de los pies, aunque estén muy irritadas y presenten un color negruzco y azulado, en cuyo caso deben aplicarse con insistencia. No sólo mitigan el ardor sino también los dolores. De donde se infiere que estas hojas son un magnífico remedio contra las inflamaciones que van acompañadas de gran ardor, como la erisipela y dolencias análogas.

Pueden tomarse también en polvo, secándolas previamente a la sombra, para molerlas. En tal caso se toma, en la comida ó de otro modo, dos ó tres veces al día lo que coge la punta de un cuchillo.

Valeriana. (Valeriana officinalis L.)

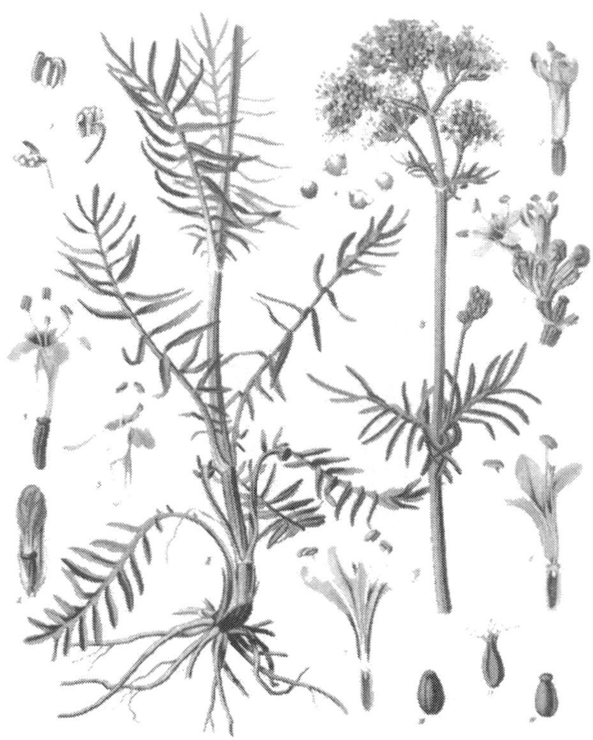

Nos muestran las virtudes saludables de esta planta los gatos, que gustan revolcarse sobre ella.

Sólo se utilizan las raíces, que se toman ya sea en infusión ó en polvo, siempre en pequeñas porciones.

La raíz de valeriana es un excelente antídoto contra los dolores de cabeza y los ataques espasmódicos, lo mismo que la ruda, porque elimina los gases, causa principal de estas dolencias.

Verbasco ó polillera. (Verbascum Schraderi Meyer)

Las gentes del campo se dan prisa y maña para recoger las flores de esta planta. No ignoran que en la estación fría principalmente, la infusión preparada con ella es un gargarismo eficaz y magnifico remedio, tomada al interior, en los males de garganta, catarros y mucosidades del pecho, lo mismo que para combatir la dificultad de la respiración.

Por consiguiente he de recomendar vivamente su empleo. Para aumentar su eficacia y sus efectos se mezcla, por mitad, el verbasco con la malva y se obtiene un poderoso disolvente de las mucosidades.

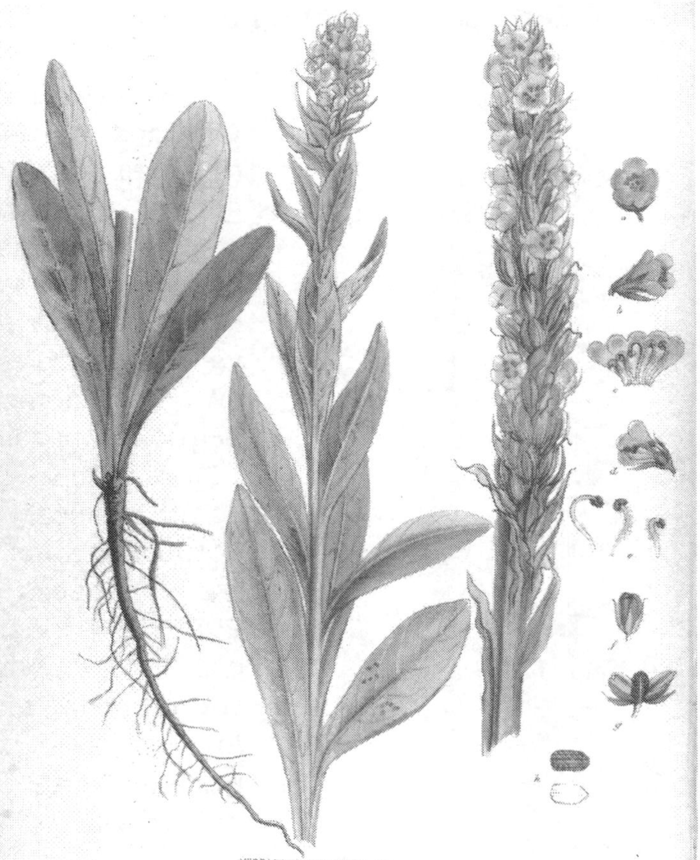

VERBASCUM SCHRADERI MEY. 1813.

Violeta. (Viola odorata L.)

Procura que esta linda y olorosa planta llene con su agradable aroma el aposento de la farmacopea casera. Cuando al comenzar la primavera, o a consecuencia de los frecuentes cambios de tiempo, la tos molesta a los niños, déseles cada dos ó tres horas un par de cucharadas de infusión de hojas de violeta ó de raíces de la misma (estas se machacan antes de ponerse a hervir con el agua). Si se trata de adultos pueden tomar tres tazas al día, con las que desaparecen hasta las toses mas rebeldes.

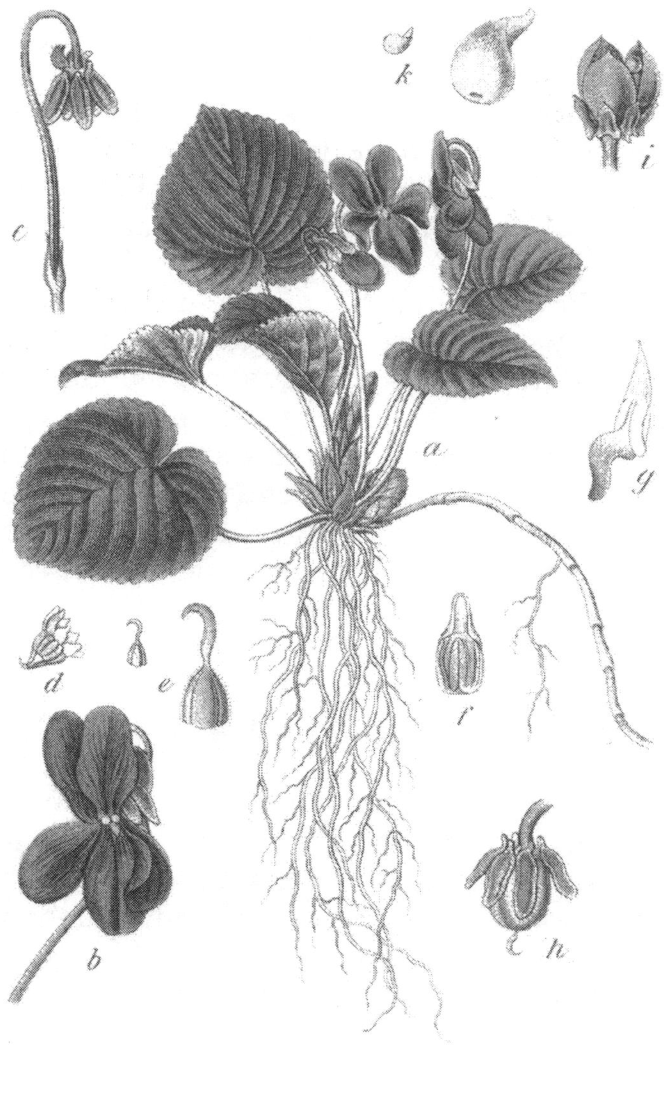

Es una verdadera medicina y los mismos tísicos, tomando dos, tres ó cuatro cucharadas cada dos ó tres horas encontrarán alivio en la tos que tanto les molesta, por lo mucho que contribuye a resolver las mucosidades.

Esta infusión mitiga los dolores de cabeza y refresca el ardor que con frecuencia afluye a este órgano. Para aumentar la acción interior, aplíquese en la frente un paño empapado en una infusión de hojas de violeta, ó bien lávese la cabeza, particularmente su parte posterior con dicho cocimiento. En algunos casos devuelve inmediatamente la tranquilidad y hace conciliar el sueño.

En las inflamaciones de garganta esta infusión es un excelente gargarismo, cuya acción puede aumentarse envolviendo a la vez el cuello en paños empapados en el cocimiento de hojas de violeta.

El que padezca dificultad en la respiración, que de ordinario proviene de la presión de los gases acumulados en el estómago y en los intestinos, acuda a la infusión de violeta, tomando durante algún tiempo dos ó tres tazas de la misma, por día.

Las hojas de violeta machacadas y usadas en forma de emplasto ó cataplasma, sirven para refrescar el ardor de las inflamaciones o hinchazones; cocidas con vinagre se usan también en cataplasmas para combatir la podagra.

Al mismo tiempo que recreas la vista en el azul precioso de esta florecita y el olfato en su delicado aroma, conserva una pequeña provisión de sus hojas y flores en tu farmacopea casera, a fin de que prodigue al enfermo sus inapreciables virtudes medicinales aún en la dura estación en que desaparece de los lugares sombríos en que se oculta.

Visco ó muérdago. (Viscum album L.)

Esta planta trepadora, que se adhiere a los árboles viejos, posee también inapreciables virtudes medicinales. Deja sentir sus efectos primeramente en la sangre, por lo que no me cansaré de recomendar su empleo a las madres de familia.

La infusión de visco calma los flujos de sangre y toda clase de hemorragias. Podría citar innumerables casos en que una sola taza de este cocimiento ha bastado para calmar la dolencia.

En general, esta infusión tan inofensiva puede emplearse con ventaja para corregir otras alteraciones de la sangre.

Con el visco se puede mezclar, por mitad, la planta llamada cola de caballo (Equisetum arvense), ó también el polvo de sándalo, según hemos visto al tratar de esta planta.

Índice de la farmacopea casera

Índice de afecciones

AFECCIÓN ó EFECTO	MEDICAMENTO
Apetito	Aceite de almendras
	Aceite de espliego
Anemia	Menta
	Salvado
Ardor de estómago	Angélica silvestre
Ataques espasmódicos	Argentina
	Hinojo
Bilis	Achicoria amarga
Calambres	Camomila
Calmante	Aceite de almendras
Cáncer	Alumbre
Catarros	Camomila
	Miel
	Verbasco
Caústico	Alumbre
Cólicos	Hinojo
	Saúco negro
Congestiones	Aceite de espliego
	Camomila
	Ruda
Contusiones	Ajenjo
Convalecientes	Salvado
Corazón	Romero
	Ruda
Cutis	Aloe
Debilidad general	Salvado
Debilidad de estómago	Bayas de enebro
	Harina de creta
Desinfectar habitaciones	Bayas de enebro
Diarreas ligeras	Mírtila
	Saúco negro
Diarreas fuertes	Mírtila
Dientes	Alumbre
Digestión	Aceite de almendras
	Aceite de espliego
	Ajenjo
	Avena
	Menta
	Polvo de cartón vegetal

	Romero
	Trébol febrino
Dolores de cabeza	Aceite de espliego
	Hipérico
	Menta
	Ruda
	Valeriana
	Violeta
Dolores reumáticos	Alcanfor
Dolores de vientre	Camomila
Disolvente	Aceite de almendras
Dislocaciones	Ajenjo
Eliminación	Aceite purgante
	Saúco negro
Eliminar del estómago ó intestinos	Angélica silvestre
Envenenamiento de la sangre	Flores de heno
Encías	Aceite purgante
Espasmos	Valeriana
Estómago	Ajenjo
	Trébol febrino
Erupciones	Saúco negro
	Purgantes 1 y 2
	Cola de caballo
	Romero
Fiebre	Camomila
Fístulas del recto	Corteza de encina
Flemones	Alumbre
Flatos	Aceite de espliego
Flemas y mucosidades EN pecho y pulmones	Angélica silvestre
Fortalece el pecho	Granos de resina
Fortalecer los huesos	Harina de creta
Fortalecer el organismo	Harina de huesos
Fortalecer el estómago	Menta
Fortificar algún órgano	Ajenjo
Frío en el estómago	Angélica silvestre
Gangrena	Fenugreco
	Cola de caballo
Garganta	Fenugreco
	Malva Real
	Salvia
	Salvia
	Verbasco

	Violeta
Gases	Aceite de espliego
	Anís
	Esencia de claveles
Gases del estómago	Achicoria amarga
	Centaura menor
	Hinojo
Gota	Alcanfor
Grietas ó heridas de los pies	Fenugreco
Heridas	Col agria
	Llantén
	Cola de caballo
	Salvia
Heridas e hinchazones	Agave de América
	Arnika
Hemorragias	Cola de caballo
	Visco
Hinchazones y tumores	Fenugreco
Hidropesía	Agave de América
	Ortiga
	Romero
	Saúco común
Hígado	Sanguinaria mayor
Hinchazones	Aceite de almendras
	Tusilago
	Violeta
Ictericia	Agave de América.
Inflamaciones	Aceite de almendras
	Corteza de encina
	Miel
	Cola de caballo
	Violeta
Inflamaciones dolorosas	Achicoria amarga
Irritación	Aceite de almendras
	Corteza de encina
Jugos estomacales	Centaura menor
	Eufrasia
	Trébol febrino
Laxante	Miel
Limpiar heridas	Aloe
Limpia el hígado, el bazo y los riñones	Achicoria amarga
	Centaura menor

Limpiar el estómago	Esencia de claveles
	Eufrasia
	Flor del endrino
	Genciana amarilla
	Purgantes 1 y 2
	Cola de caballo
	Romero
	Salvia
	Sanguinaria mayor
	Saúco negro
Limpiar el estómago y los intestinos	Agave de América
Limpiar la boca y el estómago	Bayas de enebro
limpieza de la sangre	Angélica silvestre
	Centaura menor
	Flores de heno
Mareos	Aceite de espliego
Melancolía	Ajenjo
Mucosidades	Aceite de almendras
	Llantén
	Tila
Mucosidades del estómago	Achicoria amarga
	Verbasco
Mucosidades ligeras del pecho	Hipérico
	Malva Real
	Verbasco
Muelas	Aceite purgante
Náuseas	Ajenjo
	Genciana amarilla
	Menta
Oídos	Aceite de almendras
	Malva Real
Ojos	Hinojo
Olor de la boca	Ajenjo
Padecimientos de cabeza	Aceite de espliego
Padecimientos del hígado y riñones	Bayas de enebro
Palpitaciones	Ruda
Paperas	Corteza de encina
Para eliminar	Ortiga
Piedra en los riñones	Escaramujo
	Fresas
	Cola de caballo
	Sanguinaria mayor

Piel	Aceite purgante
Pulmones	Aceite de almendras
	Tila
	Tusilago
Purgante	Aloe
	Flor del endrino
	Purgantes 1 y 2
Purifica la atmósfera	Bayas de enebro
Purifica la sangre	Ortiga
	Saúco negro
Pus	Aloe
	Polvo de cartón vegetal
	Cola de caballo
	Salvia
Quemaduras	Col agria
Recuperar fuerzas	Avena
Refrescante	Aceite de almendras
Resfriados	Malvabisco
Respiración	Ajenjo
Reuma	Ortiga
	Primavera
Revitalizante	Harina de huesos
Riñones	Centaura menor
	Hipérico
	Polvo de cartón vegetal
	Sanguinaria mayor
	Saúco común
	Saúco negro
Sudorífico	Tila
Tos	Tila
	Violeta
Vejiga	Escaramujo
Vermífugo	Alcanfor
Vigorizante	Fresas
Vista	Aceite purgante
	Ajenjo
	Aloe
	Eufrasia

* * *

REALIZADO E IMPRESO EN ESPAÑA

Hecho en España

PRODUCIDO CON PAPEL DE LA C. E.

El papel utilizado para la impresión de nuestros libros, ha sido fabricado a partir de madera procedente de bosques y plantaciones gestionadas con los más altos estándares ambientales, garantizando la explotación sostenible de los recursos y la armonía con el medio ambiente, siendo esta gestión beneficiosa para el planeta y para los seres humanos y contribuyendo al cuidado de los bosques y a la reforestación mundial. Por cada árbol cortado para hacer papel, se han plantado cuatro árboles.

*Otras obras de **Salud natural**, publicadas en esta editorial:*

Alfonso, Dr. Eduardo. *"Curso de medicina natural en 40 lecciones" (El libro de medicina natural más completo. Diagnosis, tratamiento y explicación de las enfermedades, desde el punto de vista naturista)*

Alfonso, Dr. Eduardo. *"Nutrición humana y cocina vegetariana" (Las bases de la alimentación naturista, acompañadas de recetas, por uno de los más notables naturistas españoles, Doctor en medicina y discípulo de Ramón y Cajal, que vivió casi 100 años)*

Bach, Dr. E. *"Las flores de Bach" (Una selección de las obras esenciales del Dr. Bach, para conocer y comprender el método curativo descubierto por él y basado en la vibración de los cuerpos)*

Ehret, Prof. Arnold. *"Ayuno inteligente" (El ayuno es la cura más incomprendida y temida de todas. Cientos de autodenominados "expertos" en ayuno, han publicado volúmenes incalculables sobre este tema, pero nadie entiende exactamente qué es lo que fisiológica y patológicamente sucede cuando la eficiencia vital personal del cuerpo no alimentado, actúa purificadoramente)*

Ehret, Prof. Arnold. *"Sistema curativo por la dieta amucosa" (¿Basta con no comer carne? Los alimentos que a menudo consideramos sanos, nos producen una gran cantidad de "mucus" en el organismo donde se acumulan las toxinas. El libro que todo vegetariano debería leer)*

Ehret, Prof. Arnold. *"La curación definitiva del estreñimiento crónico. Superando el estreñimiento de forma natural". (Busca las auténticas causas del estreñimiento y las encuentra en una mala alimentación que produce abundante "mucus").*

Ehret, Prof. Arnold. *"El estómago habla. La tragedia de la nutrición" (Los desastres en la alimentación desde el punto de vista del estómago).*

Kuhne, Louis. *"La nueva ciencia de curar". La unidad de las enfermedades y su tratamiento es lo que enseño y sostengo, apoyándome en mis observaciones.*

Kuhne, Louis. *"Diagnóstico por la expresión del rostro". Nos indica exteriormente el estado de salud del interior del cuerpo, y lo que ha padecido o va a padecer.*

Kneipp, Sebastian. *"Método de hidroterapia" (Uno de los naturistas más afamados nos explica la base de los tratamientos curativos con el agua).*

Kneipp, Sebastian. *"El botiquín de Farmacopea casera. Las Plantas medicinales más eficaces" (Un manual completo para la recolección, elaboración, uso y dosificación de las plantas medicinales más útiles; que son el complemento ideal para los baños de agua).*

Kneipp, Sebastian. *"La curación de las enfermedades con baños de agua y plantas medicinales". (Recoge el sistema aplicado por Kneipp en el tratamiento de varias enfermedades con su método y sistema).*

Ramacharaka. *"Aprender a respirar" (Aprenda a respirar con uno de los libros más vendidos sobre el tema, para cantantes, submarinistas, deportistas y quienes quieran desarrollar ampliamente su capacidad pulmonar o tan solo respirar bien. Con ejercicios para relajarse y reactivarse. Didáctico e ilustrado).*

Romero, Joman. *"Conocernos, ¿qué nos quiere decir el cuerpo con la enfermedad?" (El autor sostiene que las enfermedades y sus síntomas tienen origen en comportamientos determinados. La enfermedad es una consecuencia de una actitud ante la vida, de olvidarnos de nuestra alma).*

Tucci, Alfredo. *"Cocina natural, para una vida más plena" (La visión macrobiótica de la alimentación, aplicada a la cocina vegetariana y al equilibrio en la alimentación).*

Tucci, Norberto. *"El efecto del optimismo. Las claves del éxito y la salud. Un aire nuevo para tus ideas" (Para conocer el poder que tiene el optimismo y aplicarlo a tu vida diaria, convirtiendo todo lo que suceda en tu vida en "lo mejor que te podría haber sucedido jamás").*